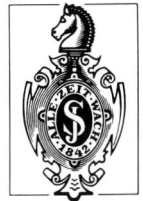

L. Horst Grimme

Ernährung, Immunität, Krebsvorsorge

Gesund durch natürliche Lebensmittel

Springer-Verlag
Berlin Heidelberg New York
London Paris Tokyo
Hong Kong Barcelona
Budapest

Mit 34 Abbildungen, davon 8 in Farbe

ISBN 3-540-59317-9
Springer-Verlag Berlin Heidelberg New York

© Springer-Verlag Berlin Heidelberg 1995
Printed in Germany

Redaktion: Ilse Wittig, Heidelberg
Umschlaggestaltung: Bayerl & Ost, Frankfurt
unter Verwendung einer Illustration von Celia Johnos,
c/o Margarethe Hubauer, Hamburg
Innengestaltung: Andreas Gösling, Bärbel Wehner, Heidelberg
Herstellung: Sieglinde Jeggle, Heidelberg
Satz: Datenkonvertierung durch Springer-Verlag
Druck: Druckhaus Beltz, Hemsbach
Bindearbeiten: J. Schäffer GmbH & Co. KG, Grünstadt
67/3130 – 5 4 3 2 1 0 – Gedruckt auf säurefreiem Papier

Inhaltsverzeichnis

Ernährungswissen – nicht schlechtes Gewissen

Essen und Trinken hält Leib und Seele
zusammen

1 Essen und menschliche
Grundbedürfnisse   2

2 Hunger und Appetit   6

3 Geschichte der Nahrungsversorgung . . 11

4 Ernährung in Armut 18
Nahrungsergänzung (Fortifikation) 20
Chemischer Pflanzenschutz 22
Biotechnologie und Gentechnologie 23

5 Ernährung im Wohlstand 27
Überernährung 28
Genußmittel. 32

6 Ernährungsbedingte Krankheiten 36
Kauapparat und Verdauungsorgane 39
Stoffwechselkrankheiten 42

v

Mangelkrankheiten 46
Sucht- und Unverträglichkeitskrankheiten 47
Zusammenfassung 51

7 Wissenschaften und Ernährung 52
Die Vielfalt der Ernährungswissenschaften 52
Die Vielfalt der Ernährungskonzepte 59

Biologie der Ernährung

8 Alle Lebewesen ernähren sich 69
Nahrungsaufnahme 73
Nahrungswahl 75

9 Nahrungsketten – Nahrungsnetze 77

10 Der Mensch als omnivorer Biophage 82

11 Sinne und Nahrung 86
Die Funktion der Sinne 88
Die Verarbeitung von Sinneseindrücken 88
Das Unterscheidungsvermögen der Sinne 91
Sinne und vegetatives Nervensystem 93

12 Der Erschließungsapparat für Nahrung .96
Die Erschließung von Nahrung im Mund 99
Die Erschließung des Nahrungsbreis im Magen 101
Erschließungsvorgänge im Zwölffingerdarm . . . 104
Die Resorption im Dünndarm 106
Passage durch den Dickdarm und Ausscheidung
durch den Enddarm 112

VI

13 Symbiose mit der Darmflora 114
Die bakterielle Besiedlung des Darms 116
Die Bedeutung der Darmflora 120
14 Nahrung und Immunkompetenz 125
Das Immunsystem des Menschen. 125
Immunsystem und Allergien 132
Das Immunsystem des Darms 135

15 Krebs: Vorsorge durch Ernährung ... 138
Krebs und Krebsursachen 139
Der Krebs des Verdauungstrakts 141
Sogenannte Krebsdiäten. 145
Empfehlungen für eine
gesundheitsfördernde Ernährung 150

Lebensmittelqualität und Gesundheit

16 Das Lebensmittelangebot 155
Nährstoffe, Zusatzstoffe und Produkte 156
Lebensmittelkonzerne 163
Bioprodukte. 165

17 Kriterien für die Lebensmittelwahl ... 168
Trendanalysen der Lebensmittelindustrie. 168
Biologische Forderungen 171

18 Lust auf Komplexität und Frische 174
Das Beispiel Milch. 174
Speiseregeln. 177

19 Die Kunst der Zubereitung 185

20 Essen und Bewegen 189
Wohlfühlen durch Bewegung. 190

Gesundheit durch Bewegung 191
Bewegung, Ernährung, Immunität 193

Glossar 197

Literatur 204

Bildquellennachweis 207

Sachverzeichnis 209

Vorwort

Ernährungswissen – nicht schlechtes Gewissen.

Gesundheitsbewußte Genießer setzen auf anregende Abwechslung und ein richtiges Maß beim Essen. Hierfür ist das Nahrungsangebot so groß und vielfältig wie nie zuvor. Es läßt sich wählen, was das Herz begehrt. Selbst exotische, in der Ferne produzierte Frischwaren werden heute mit Flugzeugen eingeflogen. Die Preise sind relativ niedrig, so daß der Aufwand für Lebensmittel gegenüber dem für Wohnen, Kleiden, Mobilsein und Kultur niedrig geblieben ist. Was die Voraussetzungen für vielseitiges, gesundheitsorientiertes Essen betrifft, scheint alles geradezu paradiesisch zu sein.

Und doch sagen die Fakten anderes. Nicht Frischkost wird in der Regel gewählt und verzehrt, sondern industriell verarbeitete Nahrungsmittel. Sie machen bereits 80 % dessen aus, was täglich gegessen wird. Lebensmittel, durch Verarbeitung zu Nahrungsmitteln mit veränderter Zusammensetzung gemacht, verleiten zu einem Verzehr am Bedarf vorbei. Es wird quantitativ zuviel gegessen. Und dieses quantitative Zuviel ist qualitativ schlecht, eben zu fett (weil fett angereichert), zu süß (weil gezuckert) und zu salzig (weil konservierend gesalzen). Qualitativ schlechte Nahrungsmittel verleiten zu Fehlernährung, langfristig praktizierte Fehlernährung hat nachweislich schlimme Folgen. Die Liste ernährungsbedingter Krankheiten wird immer länger, die Kosten für therapeutische Maßnahmen werden immer höher.

Der Bundesgesundheitsminister hat im März 1994 der Öffentlichkeit die Studie »Ernährungsabhängige Krankheiten und ihre Kosten« vorgelegt. Danach sind die direkten und indirekten Kosten aller ernährungsabhängigen Krankheiten für 1990 in den alten Bundesländern mit 83,5 Milliarden DM anzusetzen.

Hochgerechnet auf die Kosten ernährungsbedingter Krankheiten in ganz Deutschland ergibt das einen Betrag von 114 Milliarden DM.

Wenn wir über Ernährung und Ernährungsgewohnheiten sprechen, gilt es zu berücksichtigen, daß *Ernährung* nicht nur eine persönliche Versorgungsanstrengung ist, sondern auch ein Geschäft. Die Nahrungsversorgung ist der elementarste und wohl auch der größte Wirtschaftsbereich des Menschen. Es handelt sich um eine Industrie mit

(a) der primär an die Landwirtschaft geknüpften *Lebensmittelproduktion*

(b) der auf diese angewiesene *Lebensmittelverarbeitung*

(c) der *Nahrungsmittelvermarktung* und

(d) dem *Nahrungsmittelkonsum*

Jedes dieser 4 Aktivitätsfelder wird von eigenständigen Leitlinien, von einer eigenen »Politik« gesteuert (der Agrarpolitik, der Industriepolitik, der Politik der freien Marktwirtschaft und der Verbraucherpolitik), die nicht nur nicht übereinstimmen, sondern spannungsreich entgegengesetzte Interessen verfolgen können.

X

Jedes dieser Aktivitätsfelder des Nahrungsversorgungssystems wird zudem von jeweils eigenen Wissenschaften bedient und eigenen Technologien getragen, die ihre jeweils gültigen Denkweisen, Arbeitsverfahren und vor allem Grundlagen des Beurteilens und Bewertens mit Vehemenz vertreten. Agrarwissenschaften und Agrarpolitik, Lebensmitteltechnologie und Industriepolitik, Wirtschaftswissenschaften und Machtpolitik, Ernährungspsychologie und Verbraucherpolitik streben jeweils danach, ihre Qualitätskriterien über Gesetze umzusetzen.

Wer diesen Zusammenhang von (a) Ernährung als Geschäft, (b) Separierung des Nahrungssystems in interessendivergente und politikunterstützte Aktivitätsfelder sowie (c) wissenschaftsbedienten Qualitätsdefinitionen von Lebensmitteln erkannt hat, wird sich nicht mehr darüber wundern können, daß Nahrungsmittelsektor und Ernährungsbereich von einer chaotischen Begriffsvielfalt geprägt sind, die möglicherweise gezielt aufrechterhalten wird, um im jeweiligen Feld in Ruhe das Interessen-Süppchen kochen zu können.

Professionelle Aufklärer, wie die Deutsche Gesellschaft für Ernährung (DGE), der Fachausschuß für Beratungswesen der Deutschen Gesellschaft für Hauswirtschaft (DGH), der Verband für Unabhängige Gesundheitsberatung (UGB), die Lebensmittelchemische Gesellschaft und viele andere haben offensichtlich nur das Interesse, ihre Expertenfunktion abgrenzend voneinander herauszustellen, ohne die in Ernährungsfragen betroffene Bevölkerung, die sich von allen Seiten den Vorwurf gefallen lassen muß »Ihr ernährt euch falsch«, auch nur annähernd objektiv, fair, transparent und zu eigenem Handeln ermunternd zu informieren und anzuleiten.

Mit dem hier vorgelegten Buch wird der Versuch gemacht, die Ernährung des Menschen im Zusammenhang darzustellen: als ein vom menschlichen Bewußtsein und

Willen her steuerbares Verhalten, das auf der Basis des Wissens um Lebenszusammenhänge sowohl die Erzeugung als auch den Konsum von Lebensmitteln unter gesundheitserhaltenden und -fördernden Gesichtspunkten zu gestalten vermag.

Grundlage ist hierbei die Biologie der Ernährung. Sie liefert den Bewertungsmaßstab, der erkennen läßt, warum und wann Ernährungsempfehlungen sinnvoll, fragwürdig oder falsch sind. Betrachten wir den Menschen als biologisches Wesen in einem biologischen Umfeld, so wird klar, daß

- er auf erschließbare Lebensmittel von natürlicher Komplexität und Frische angewiesen ist und nicht mit Nährstoffmixturen gesund erhalten werden kann;
- seine Sinne über die Ernährung befriedigt werden müssen, die Sinne aber nicht durch Nahrung betrogen werden dürfen;
- eine auf Gesundheit orientierte Ernährung auch Pflege des Darmmilieus bedeutet;
- durch vielfältige Nahrung Immunkompetenz erhalten und trainiert werden kann;
- Krebsvorsorge nicht durch »Krebsdiäten«, sondern durch Lebensmittelwahl aus naturverträglicher Produktion und Lebensmittelzubereitung unter Erhaltung und Schonung natürlicher Komplexität erreicht werden kann.

Studentische Projektarbeit zum Thema »Ernährung im Jahr 2000« hat viele Ideen beigesteuert. Im Rahmen eines Forschungsauftrags der Europäischen Kommission zu biologischen Kriterien für eine auf Gesundheit ausgerichtete Nahrungspolitik habe ich zusammen mit R. Altenburger, M. Faust und K. Prietzel das Konzept »Ökotrophobiose«

entwickelt, das in dieses Buch mit eingegangen ist. Ebenso haben zahlreiche Diskussionen, beispielsweise am Institut für Ernährungsforschung in Potsdam-Rehbrücke, am Institut für Mikroökologie in Herborn und am Institut für Ernährungswissenschaft in Gießen, dazu beigetragen, das hier skizzierte Wissen über eine biologisch begründete Ernährungsweise darstellen zu können.

L. H. Grimme

Essen und Trinken hält Leib und Seele zusammen

1 Essen und menschliche Grundbedürfnisse

Das Thema Essen ist in vieler Munde: in der Politik, in der Wirtschaft, in der Wissenschaft; auch in Kantinen, Mensen und Gourmet-Tempeln, in allen Medien, der Schule und in der Werbung.

Dort überall scheint sich aufzusummieren, was sich an Fragen und Initiativen in bezug auf Nahrungsversorgung und Ernährung für den einzelnen, für Familien, für bestimmte Bevölkerungsgruppen am Arbeitsplatz, in der Freizeit oder im Urlaub ergibt. Dabei geht es um die sich wandelnde Qualität der angebotenen Lebensmittel und das sich ändernde Ernährungsverhalten. Oder auch um die sich epidemisch auswirkenden ernährungsbedingten Krankheiten, die schon mehr als ein Drittel aller Kosten des Gesundheitssektors verschlingen.

Nahrungsangebot und Ernährungsverhalten befinden sich im stürmischen Wandel.

Der Mensch hat neben seinen physischen Grundbedürfnissen, nämlich atmen zu können, zu trinken, zu essen, sich zu bewegen und zu ruhen (Abb. 1), auch seelisch-geistige Lebensgrundbedürfnisse, wie Liebe, Sicherheit, Anerkennung, Freiheit zu schöpferischem Tun, Erlebnisse mit Erinnerungswert und Selbstachtung

3

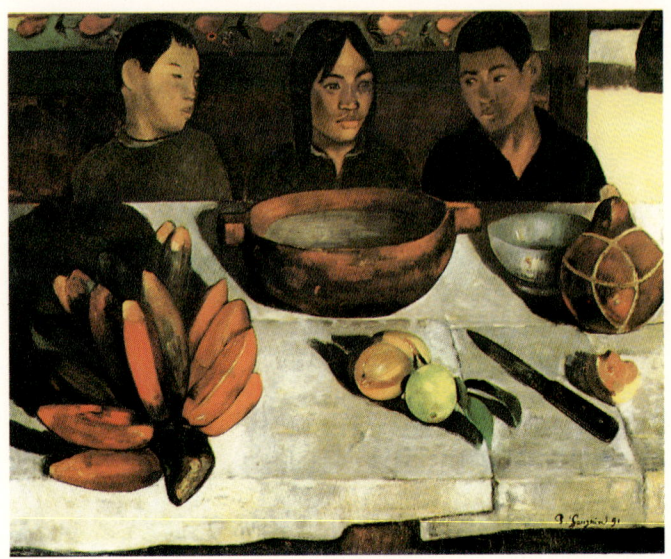

Abb. 1. Paul Gauguin »Das Mahl«. Ein Stilleben mit Tisch, Früchten und drei in sich gekehrten Tahitianern. In Sicherheit, da sie die Natur ernährt.

(Tabelle 1). Diese Grundbedürfnisse sind eng miteinander verbunden, begleiten und führen seine Handlungen.

Auf diesem Hintergrund wird eine so banal erscheinende Angelegenheit wie das *Essen* zu einem weitreichenden Akt. Das führt zur Frage, warum wir essen. Und viele werden spontan antworten, zum Ausgleich von Hunger oder weil der Appetit zupackt. Aber oft sehnt man sich auch nach einem Gefühl und greift nach Eßbarem. Verletzt zu sein, enttäuscht, gelangweilt oder einsam, führt genauso zum Essen und Trinken wie die Lust am Genießen und Sinnenfreude. Essen vermittelt Selbstwertgefühle.

Diese Verwobenheit verschiedener Bedürfnisse gilt es zu berücksichtigen, wenn wir das Essen und die Ernährung vornehmlich unter dem Versorgungsgedanken und

Tabelle 1.

Grundbedürfnisse des Menschen

Atmen	Liebe
Trinken	Sicherheit
Essen	Anerkennung
Bewegen	Freiheit zu schöpferischem Tun
Schlafen	Erlebnisse mit Erinnerungswert
	Selbstachtung

seiner biologischen Bedeutung behandeln wollen. Auch Bewußtlose, über Monate im Koma liegende Sportler konnten überleben, weil sie atmen konnten oder beatmet wurden, weil sie Nährstoffe in Flüssigkeiten zugeführt bekamen. Auch wenn diese Nährstoffzufuhr unter dem Schutz hoher Antibiotikadosen erfolgen muß, um die durch diese Ernährung mit Nährstoffen bedingte Infektionsanfälligkeit zu minimieren: Es zeigt das basale Grundbedürfnis: Atmen, Trinken und Essen zum Überleben. Doch zum Leben gehört mehr. Das sollte bis zum Ende des Buches im Auge behalten werden.

2 Hunger und Appetit

Jeder Mensch muß essen, weil er als Organismus lebt und für seine Lebensfunktionen Lebensmittel benötigt, um sich daraus Nährstoffe und Energie zu erschließen. Daneben ist Essen und Trinken aber auch eine soziale Angelegenheit, die z. T. ritualisierte Formen angenommen hat, wie bei Festmenüs, Galadiners oder Arbeitsessen.

Doch die soziale Komponente des Essens ist durchdrungen von einer in den »Niederungen des (individuellen) Lebens gelegenen Bedürfnisbefriedigung« mit einer »exklusiven Selbstsucht des Essens« wie sie 1910 der Soziologe Georg Simmel in seinem Aufsatz »Soziologie der Mahlzeit« beschrieben hat. Diese Selbstsucht des Essens beruht auf dem substantiellen Bedürfnis und Verlangen nach Aufnahme von Nahrung, die als »Hunger« bekannt sind.

Hunger ist ein Gefühl, das durch den Bedarf an Nahrung hervorgerufen wird.

Es beruht einerseits auf Leerbewegungen des Magen-Darm-Traktes, vor allem aber auf Nahrungsmangel in den Geweben, Muskeln und Organen (Abb. 2). In einem durch Nahrungsentzug erreichten Hungerzustand, wie z. B. beim Fasten, gehen zwar die meisten der wesentlichen Verrichtungen des Organismus regelmäßig weiter,

6

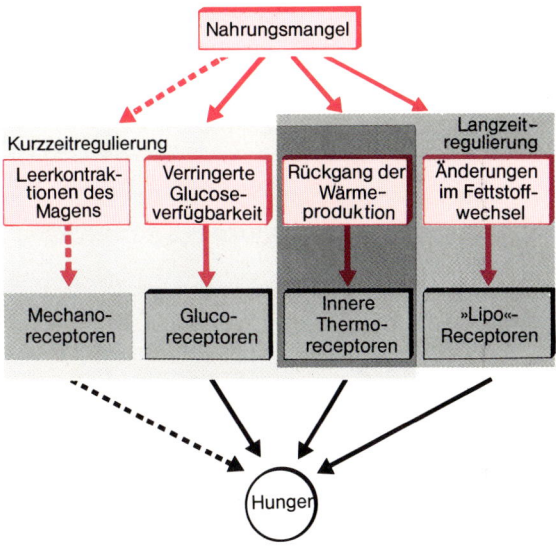

Abb. 2. Die Vielfalt von Sensoren für das Entstehen des Hungergefühls.

aber der Körper beginnt, seinen Energiebedarf aus eigener Substanz zu bestreiten, er »magert ab«. Die mögliche Dauer der Hungerperiode hängt ab vom Ernährungszustand. Sogenannte »Hungerkünstler«, aber auch aus politischen oder religiösen Gründen Nahrung verweigernde Menschen haben schon 30, 40, 50, in Einzelfällen über 80 Tage ohne Nahrung überlebt.

Jede lebende Zelle, jedes Gewebe, Organ und damit jeder Organismus braucht ständig Nahrung für Wachstum, Entwicklung, Bewegung und Arbeit. Bereits im Ruhezustand verbraucht der Körper Energie – man spricht vom Grundumsatz – dazu kommt der Energiebedarf für zusätzliche Aufgaben wie die Wärmeregulation, die Muskelarbeit oder das Denken. Durch biologisch-chemische Untersuchungen weiß man, daß für den Stoffwechsel *in*

Zellen, Organen und Organismen Kohlenhydrate, Fette und Eiweiße die entscheidende Rolle spielen. Daraus ist der weitreichende Schluß gezogen worden, daß es diese Stoffklassen auch sind, die der Stillung von Hunger dienen und die für die stoffliche Versorgung des menschlichen Organismus zugeführt werden müssen.

Zu meinen, man müsse nur den Bedarf an diesen Nährstoffen decken, um sich gesund zu ernähren, ist jedoch zu kurz gedacht. Die Lebensmittel sind nicht bloße Träger von Nährstoffen, wichtig ist auch ihre gewachsene Struktur.

Der Grobeinteilung in die 3 Grundnährstoffe ist mit der fortschreitenden Analysierbarkeit von Lebensmitteln eine differenzierte Einteilung gefolgt. Man unterscheidet *Makro-* oder *Grundnährstoffe* (Kohlenhydrate, Fette, Eiweiße), *Mikro-* oder *Ergänzungsstoffe* (Vitamine, Mineralstoffe und Spurenelemente), *Nahrungsbegleitstoffe* (Ballaststoffe, Geschmacks-, Aroma- und Farbstoffe) sowie *Wasser.*

Das Essen einzelner, isolierter und gereinigter Nährstoffe ist in der Regel nicht möglich, zumindest nicht empfehlenswert. Das Phänomen des Hungers als Bedürfnis, *irgendetwas* essen zu müssen, bezieht sich nicht auf Nährstoffe, sondern auf Lebens- oder Nahrungsmittel. Es kann vom Phänomen des *Appetits* als einem Bedürfnis abgegrenzt werden, etwas ganz *Bestimmtes* (in der Regel auch ein Lebens- oder Nahrungsmittel) essen zu sollen. Wir haben nicht Appetit auf Vitamin C und essen deshalb Obst oder auf Cholesterin und essen Eier, Butter oder Kalbsbries.

Appetit ist der heute in unseren Breiten dominierende Motor für die Nahrungsaufnahme. Die Lust am Essen auch ohne wirklichen Hunger hat ihre Begründung vermutlich in der menschlichen Psyche und Gefühlswelt: Die Gewöhnung an die Regelmäßigkeit der Nahrungsaufnah-

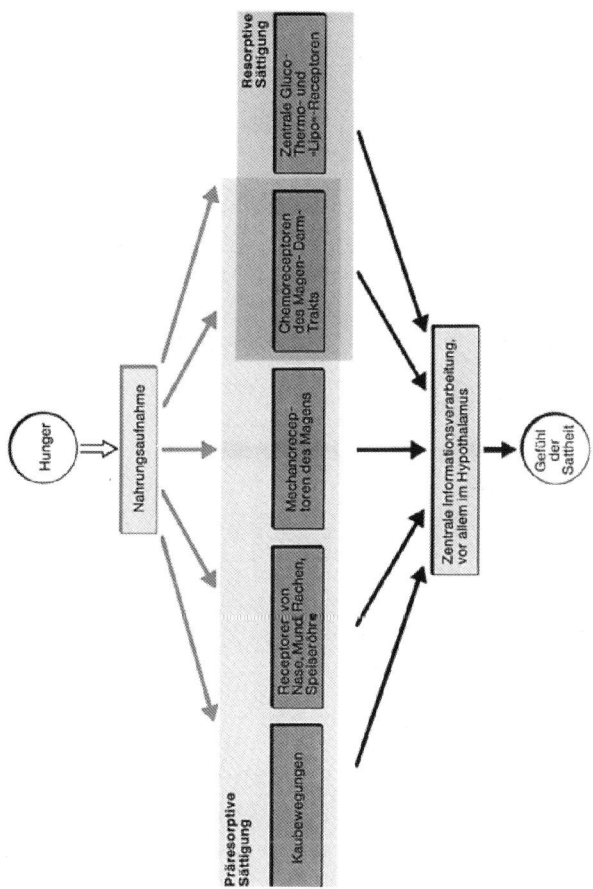

Abb. 3. Das Zusammenspiel von Sensoren für das Empfinden eines Sättigungsgefühls.

me, das Erfolgsgefühl des Kauens, die Stimulierung der Sinne, das Entstehen des Gefühls der Sattheit (Abb. 3).

Daß die Psyche im Zusammenhang mit dem Essen eine große Rolle spielen muß, erkennt man auch an den Eßstörungen. Die Betroffenen hungern (verweigern jede

Nahrung), essen und erbrechen oder essen, ohne jemals satt zu werden. Die asketische Nahrungsverweigerung (Anorexia nervosa), die sich abwechselnden Freß- und Brechepisoden (Bulivomia) oder der nicht mehr kontrollierbare Eßzwang (Bulimia), die letztlich zu Magersucht oder Fettsucht (Adipositas) führen können, sind ein Signal für die gestörte Balance zwischen Körper, Geist und Seele. Es gibt außerordentlich schwere Fälle. Sie bedürfen einer gezielten Therapie und werden hier nicht weiter behandelt.

3 Geschichte
der Nahrungsversorgung

Ob sich die Frühformen des Menschen ausschließlich von Pflanzen, Früchten, Kräutern, Wurzeln und Samen ernährt haben, wissen wir nicht. Gebißformen der Vorzeitmenschen lassen Anthropologen auf den Verzehr faserreichen, zähen Materials schließen. So werden die vor etwa 10 Millionen Jahren lebenden *Australopitheken* (Vormenschen) in der Literatur als *Pflanzenfresser* bezeichnet. Vor etwa 3 Mio. Jahren waren die Frühmenschen wahrscheinlich auch *Jäger*, wie aufgefundene Geräte für die Jagd und auch Höhlenmalereien über gejagte Tiere erkennen lassen. Erste Anzeichen für einen Ackerbau und für das Halten von Nutztieren stammen aus dem Neolithikum vor etwa 10.000 Jahren. Geräte für die Ernte von Nahrungspflanzen wurden an der östlichen Mittelmeerküste, mehr noch im Bereich von Mittel-Kleinasien gefunden.

Damit wurde eine Gesellschaft sogenannter Sammler und Jäger seßhaft und versorgte sich durch Vorratswirtschaft mit Nahrung angebauter Pflanzen. Mit dieser Möglichkeit, über den täglichen Bedarf hinaus Nahrung zur Verfügung zu haben und über sie disponieren zu können, war die Grundlage für eine zivilisatorische Entwicklung geschaffen. Der Mensch mußte sich nicht mehr ausschließlich mit dem täglichen Erwerb von Nahrung befassen.

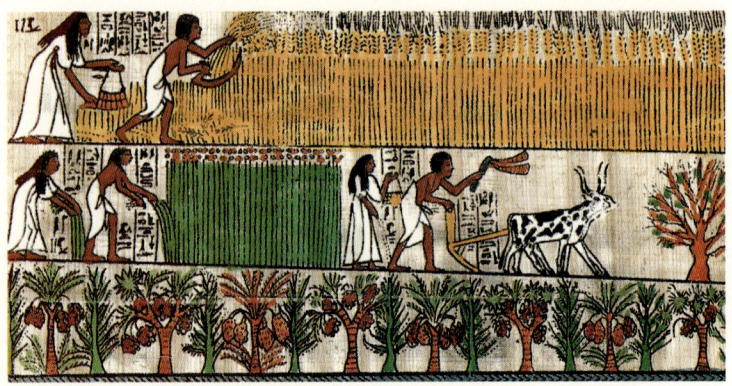

Abb. 4. Planvoller Landbau mit Hilfe von Haustieren im alten Ägypten. Ausschnitt der Reproduktion einer Wandmalerei im Tal der Könige.

Seßhaftigkeit und der planmäßige Anbau von Getreide ebneten schließlich den Weg zur Entwicklung menschlicher Großkulturen (Abb. 4). Sie alle gründeten sich auf Getreideanbau, auch wenn dies ganz unterschiedliche Kulturpflanzen waren, wie Einkorn, Emmer, Mais, Weizen, Reis, Dinkel, aber auch Amaranth, Quinoa oder Buchweizen (letztere 3 sind keine Getreide-, sondern Pseudogetreidepflanzen, deren Körner wie Getreidekörner verarbeitet werden können).

In Mitteleuropa hat sich eine bäuerliche Kultur erst nach Beendigung der letzten Eiszeit, die von 75.000 bis 8.000 v. Chr. gedauert hat, durch Kolonisten aus Südosteuropa, vornehmlich dem Donauraum gebildet. Sie haben durch umfangreiche Rodungen der Wälder die vorgefundene Landschaft von Grund auf umgestaltet und in verhältnismäßig kurzer Zeit eine Ackerbaulandschaft mit Nutzviehhaltung geschaffen.

Die seit dem 8. Jahrhundert in Europa entwickelte Dreifelder-Bewirtschaftung, die das System Roden, Pflan-

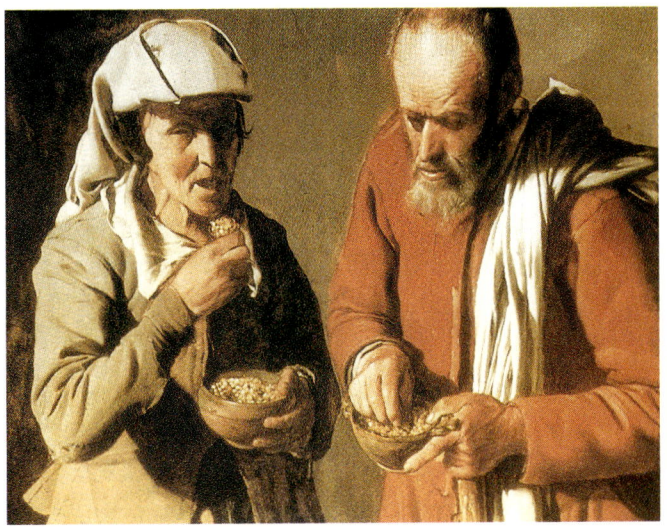

Abb. 5. Bäuerliche Mahlzeit aus Getreide.

zen, Brache ablöste, hat über 600 Jahre für eine gute
ackerbauliche Pflege der Bodenfruchtbarkeit gesorgt und
schon beachtliche, wenn auch schwankende oder durch
Katastrophen vernichtete Erträge gebracht, ohne daß es
wissenschaftliche Erkenntnisse über die Ernährung und
den Nahrungsbedarf für Pflanzen geben konnte (Abb. 5).
Eine dreigeteilte Feldmark ließ Getreide- und Hack-
fruchtanbau sowie Beweidung zu, als die Kartoffel im 18.
Jahrhundert als erste Hackfrucht hinzukam.

Der Weg in eine industriell bestimmte Landwirtschaft wurde (a) durch den Anstieg der Bevölkerungszahl, (b) durch Agrarkatastrophen und (c) durch wissenschaftlichen Erfindergeist bereitet.

(a) In der Zeit um Christi Geburt lebten etwa 150
Millionen Menschen, die sich in etwa 1.000 Jahren auf
über 300 Millionen verdoppelten. Um 1700 lebten 600
Millionen, um 1850 1.200 Millionen Menschen, d. h.,

daß sich der Verdopplungszeitraum von 700 Jahren auf 150 Jahre verringerte. Seither hat sich die Bevölkerungszahl auf 6 Milliarden verfünffacht, und die Menschen leben weitgehend auf städtische Ballungszentren konzentriert.

(b) Schlechte Lebensbedingungen, Krankheiten und Seuchen waren im Mittelalter Ursachen für den relativ geringen Bevölkerungsanstieg. Hinzu kamen Hungerkatastrophen aufgrund von Agrarkatastrophen. Berühmt wurde die Vernichtung der Kartoffelernte im Jahre 1845/46, die auf eine Pilzkrankheit, die phytophthorabedingte Kraut- und Knollenfäule, zurückgeführt wird.

Kein Wunder, daß sich in einer Zeit des Elends wachstumspessimistische Ideen etablierten, wie die des englischen Pfarrers und Nationalökonomen Robert Malthus (1766–1834). Er prophezeite, daß die Menschheit verhungern werde, wenn eine Familie mehr als 2 Kinder bekomme, weil die Nahrungsmittelproduktion mit dem Bevölkerungsanstieg nicht mithalten könne: Der Boden verarme mit jeder Ernte mehr, so daß Hungerkatastrophen die unausbleibliche Folge seien.

Auch wenn sich in den inzwischen vergangenen 200 Jahren herausgestellt hat, daß nicht Hunger und Not ein übermäßiges Wachstum der Bevölkerung hemmen, sondern Wohlstand und Bildung, so waren diese Ideen Herausforderung auch an die sich gerade entwickelnden (Natur-)Wissenschaften.

(c) Der Weg zu einer industriellen und damit hochproduktiven Landwirtschaft wurde durch Erkenntnisse von Justus v. Liebig (1803–1873) in Gießen bereitet. Er definierte den landwirtschaftlich genutzten Boden als Lieferanten für Mineralstoffe (Mineralstofftheorie), die der Ernährung von Pflanzen dienten. Der Ertrag dieser Pflanzen sei jeweils von dem im Minimum vorhandenen Mineralstoff abhängig (Minimumgesetz).

14

Mit der etwa 50 Jahre später, 1913, von Fritz Haber und Carl Bosch erfolgten Synthese von Ammoniak aus dem reaktionsträgen Stickstoff der Luft und konzentriertem Wasserstoff und der nachfolgenden Oxidation des Ammoniaks zu Nitrat war dann die Grundlage für die mineralische Nitratdüngung in der Landwirtschaft nach dem 1. Weltkrieg geschaffen.

Die mineralische Düngung hat die Produktivität der Landwirtschaft immens erhöht und für hohen Input von Düngern geeignete Pflanzen herauslesen lassen (»Grüne Revolution«). Aber die Düngung hat auch zu einer hohen Krankheitsanfälligkeit und zur Notwendigkeit chemischen Pflanzenschutzes geführt. Seit dem 2. Weltkrieg gehört deshalb zu einem hohen Düngeraufkommen in der Landwirtschaft auch ein chemisches Management mit Pestiziden und für die miternährte Begleitflora der Kulturpflanzen die Behandlung mit Herbiziden, um die Produktion und Ernte zu ermöglichen und zu sichern.

Die Entdeckung von Herbizidresistenz in den bekämpften »Unkräutern« hat nur kurz den Atem stocken lassen. Wissenschaftlicher Erfindergeist hat dieses Phänomen mit Hilfe der gerade entwickelten Methoden der Gentechnik an Pflanzen umgekehrt. Er erzeugt nun herbizidresistente *Kultur*pflanzen, die den Einsatz der betreffenden Herbizide zusammen mit dem für diese Herbizide resistenten Saatgut sichern soll.

Mit dem Einstieg der Biotechnologie in die landwirtschaftliche Produktion von Rohstoffen für die Nahrungsmittelindustrie werden grundsätzlich weitere Ziele verfolgt, die gerne als Problemlösungen im phytosanitären Bereich dargestellt werden, um die Akzeptanz des Einsatzes dieser Techniken zu erhöhen. Letztlich geht es aber darum, den Wert angebauter Pflanzen gewinnträchtiger zu machen: Haben wir im Getreideanbau etwa 400 Pflanzen auf 1 m^2 Boden, also 4 Millionen Pflanzen pro

Hektar und ernten 60 dt/ha (einem heute durchschnittlich erreichbaren Wert) zu einem Wert von 2.500 DM, dann hat so eine Pflanze einen Wert von 0,0625 Pfennig. Biotechnologie lohnt sich in der Zukunft dann, wenn erhöhte Preise für Einzelpflanzen, durch eine biotechnische Eigenschaft gekennzeichnet, erzielt werden können.

Die gegenwärtig erkennbare Fusion von chemischem Pflanzenschutz und Gentechnologie, wie sie heute für die Zukunft der Nahrungsversorgung eingeleitet wird, besitzt mit Sicherheit ein enormes, nicht abschätzbares Potential für die dadurch hervorgerufenen biologischen Prozesse und auch die dabei erzeugten Produkte. Wenn sich beide als vermarktungsfähig erweisen, werden sie sich durchsetzen.

Immer wieder neu wird sich allerdings die Frage nach der Qualität der Lebensmittelproduktion und der dadurch produzierten Lebensmittel stellen.

Die *heutige* Nahrungsversorgung ist weitgehend dadurch gekennzeichnet, daß die Lebensmittel verarbeitende Industrie bestimmt, welche Qualität die für sie produzierten Rohstoffe aus der Pflanzen- oder Tierproduktion haben müssen. Durch sogenannten Vertragsanbau werden die Sortenwahl, Düngeregime, chemischer Pflanzenschutz, Erntezeitpunkt und die Behandlung der Ernteprodukte festgelegt. Ähnliches gilt für die Mastbetriebe im Tierproduktionsbereich.

Wir erkennen eine weitgehende Trennung von Pflanzen- und Tierproduktion. Eine einmal zum Verständnis bäuerlicher Tätigkeit gehörende Einsicht in ein »organisches Gefüge«, das einen Bauernhof ausmacht, in dem der Anbau von Pflanzen auch dazu diente, die Tiere des Hofes zu ernähren und über den Kreislauf

Pflanzenanbau – Tierhaltung – Mistführung – Düngung –
Pflanzenanbau ein langfristiges Konzept von Gesundheit
und Wohlstand zu pflegen (»Agrikultur« ist »Ackerpfle-
ge«), ist heute weitgehend aufgehoben.

Auf Monokultur (Getreide, Kartoffel, Zuckerrüben
etc.) basierende Pflanzenproduktionsbetriebe liefern Rohstoffe für die Verarbeitung in der Lebensmittelindustrie,
und landwirtschaftliche Betriebe werden für Stärke, Zuk-
ker oder Öl bezahlt. Andere Betriebe sind auf Milchpro-
duktion spezialisiert mit einem auf Maximierung der
Milchleistung ausgelesenen Milchkuhbestand und einer
»Turbo-Fütterung« unter dem Schutz von Antibiotika,
um der Anfälligkeit der Tiere Paroli zu bieten.

Die für die Nahrungsversorgung heute wirksamen
Marktmechanismen, die im Produktionsbereich der Rohstoffe weitgehend von der Nahrungsmittelindustrie bestimmt werden, haben ebenso Einfluß auf den Konsum.
Der Verbraucher wird heute hinsichtlich seines Ernäh-
rungsverhaltens weitgehend von der Nahrungsmittelindustrie bestimmt: durch eine Vielzahl von Beeinflus-
sungsmöglichkeiten (Werbung, Verpackung, Angebotsge-
staltung) und Nutzung sozialer und technischer
Entwicklungen (Arbeitszeit, Freizeit, Single-Haushalte;
Gefriertechniken und Tiefkühlkost, Convenience food,
Fast food).

Einem industriellen Agrarsektor steht der industria-
lisierte Konsument zur Seite. Die beide Seiten beherr-
schende Lebensmittelindustrie fördert eine sie wirksam
unterstützende Wissenschaft und Technologie. Zusammen mit einer hörigen gesetzgebenden Legislative und
dem dazugehörenden behördlichen Vollzug ergibt sich
ein in großer Dynamik befindliches industrielles Nah-
rungssystem der Neuzeit.

4 Ernährung in Armut

Hinter Prozentzahlen *verbirgt* sich oft das wahre Ausmaß der Realität. Nach Berichten der Weltgesundheitsorganisation (FAO) (»Armut inmitten von Überfluß«) wird sich die Welternährungssituation zum Ende dieses Jahrtausends sichtlich verbessern.

Wenn im gegenwärtigen Hungergürtel der Erde etwa 22 % als unterernährt gelten müssen, d. h. also jeder Fünfte der Bevölkerung dieser Erde, so wird dieser Prozentsatz für das Jahr 2000 mit 15,6 % angegeben, d. h. nur noch jeder Sechste bis Siebte wird am Hungertuch nagen. Aber aus dieser Senkung des prozentuellen Anteils von 22 auf 15,6 % wird nicht deutlich, daß die absolute Zahl der Unterernährten trotzdem gewaltig steigen wird. Es wird prognostiziert, daß die Zahl der Unterernährten von 512 auf 532 Millionen Menschen steigen wird, weil sich zwar die Ernährungssituation für den größeren Anteil der Population im Hungergürtel verbessern wird, aber wegen des Bevölkerungswachstums die absolute Zahl der Unterernährten dennoch steigt.

Besonders betroffen bleibt die Sahara-Region (Abb. 6). Für dort wird der Anstieg von 142 auf 194 Millionen vorhergesagt. In Asien dagegen zeichnet sich eine Verbesserung ab, und die absolute Zahl Unterernährter wird sich von 291 Millionen auf 246 Millionen senken lassen.

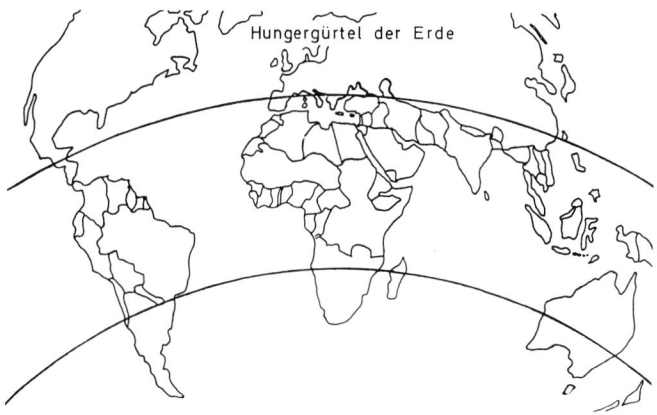

Abb. 6. Der Hungergürtel der Erde.

Natürlich wird vieles getan, um diesem Hunger in der Welt etwas entgegenzusetzen. Neben der FAO sind es viele Organisationen, karitativer, wirtschaftlicher oder politischer Art, die durch unmittelbare Lebensmittelsendungen, durch Geldmittel oder durch Managementhilfe einen Weg zur Linderung oder Verbesserung der jeweiligen Situation suchen.

Diese Hilfe ist notwendig, nicht nur aus humanitären Gründen allein. Die Welt ist eine Völkergemeinschaft. Erkennbare wirtschaftliche Vorteile der entwickelten Industrieländer stammen zu einem beachtlichen Teil aus den unterentwickelten Drittländern, weil Kapitalmacht Stoffflüsse dorthin lenkt, wo Reichtum herrscht. Hier gibt es offensichtliche Disproportionalitäten, auf die in diesem Buch nicht weiter eingegangen werden kann. Aber die Analyse einiger Ernährungsprogramme, die im Verlauf der letzten Jahrzehnte eingeleitet wurden, zeigt, daß sie entweder Konzepten entstammen, die »westlichen« Ursprungs sind und deshalb die Möglichkeiten westlicher Realisierungsstrategien jeweils mit einschlossen (»Grüne Revolution«), oder die von vornherein Demonstrationsprojekte für die entwickelten Länder selbst waren, um bestimmte Ernährungskonzepte voranzubringen (»Fortifikation«, Chemischer Pflanzenschutz, Biotechnologie/Gentechnologie).

Nahrungsergänzung (Fortifikation)

»*Fortifikation*« (heute oft »Nutrifikation« genannt) ist ein Konzept der 70er Jahre, das ein weltweites Programm zur Nahrungsergänzung mit Aminosäuren starten ließ. Es ging also darum, eine vermeintliche Proteinlücke (»protein gap«) in der Ernährung unterentwickelter Länder mit dem technologischen 'Know how' der Industrieländer zu schließen.

Präparate aus üblicher pflanzlicher Kost der entsprechenden Region (Mais, Reis, Soja etc.) wurden mit unüblichen Beimischungen zur Aufwertung ergänzt und in Ernährungsgroßversuchen eingesetzt. Als Beispiel sei das Präparat Incaparinga[R] für Südamerika angeführt. Es besteht aus 58 % Maismehl als Kohlenhydratquelle, 38 % Baumwollsamenmehl als Hauptproteinquelle, Hefe, synthetischem Lysin, Calcium und Vitamin A.

Incaparinga[R] ist preiswert und hat einen hohen Kalorienwert. Durch die fortifizierende Zumischung von Lysin und Torula-Hefe wird ein ausgewogenes Aminosäuremuster erreicht. Das lange lagerfähige Präparat hat aufgrund seines hohen Maisanteils den zusätzlichen Vorteil, daß mit ihm die Geschmacksrichtung der lateinamerikanischen Bevölkerung berücksichtigt wird, ein bedeutender Gesichtspunkt bei allen Versuchen, industriell hergestellte, unkonventionelle Nahrungsmittel einzuführen.

Auf gleicher Basis sind »aufwertende« Mischungen pflanzlicher Proteine für Indien (Erdnuß- [40 %], Sesam-

[30 %] und Soja-Mehl [30 %]) und für den Mittleren Osten (Erbsen- [37 %], Sesam- [35 %] und Soja-Mehl (18 %]) hergestellt worden.

Diese ernährungswissenschaftlich begründete Nahrungsmitteltechnologie der Fortifizierung ist nicht auf Drittländer-Versorgung beschränkt. Das Konzept bietet die Möglichkeit, Nährstoffe, die durch die industrielle Verarbeitung von Lebensmitteln mit Hitze, Ozon, Licht, Dampf, Lösemitteln und Gasen verändert, zerstört, extrahiert werden, durch nachträgliches Hinzufügen zum fertigen Produkt zu ersetzen oder ihren Anteil durch Mehrgabe erhöhen.

Denn der Nährstoffgehalt verändert sich bei jedem Behandlungsschritt von Lebensmitteln, beim Ernten, Lagern, Waschen, Schälen, Blanchieren, Extrahieren, Pasteurisieren, Kochen, Sterilisieren, Eindosen, Backen, Dehydratisieren, Bestrahlen, Fermentieren, Mahlen, Bleichen, Rösten und anderen heute eingesetzten Techniken. Bestimmte Lebensmittel, z. B. Milch in den USA, bekommt man gar nicht mehr unfortifiziert: immer sind Vitamine, meist D, E, A, zugefügt, oder Brot, dem der Vitamin-B-Komplex zugemischt werden muß, weil Auszugsmehle oft blanke Stärke sind.

Das Konzept der Fortifikation hat eine enge Kooperation von Nahrungsmittel- und Chemieindustrie mit sich gebracht, beispielsweise zwischen der Unilever-Tochter Iglo (Tiefkühlkost) und der Hoechst AG: Die aus der Biotechnologie der Methanol-Produktion entstehende bakterielle Biomasse wird als Proteinquelle aufgearbeitet. Sie enthält fast 20 % Nukleinsäuren als Abfall. Die daraus gewinnbaren Nukleotide werden als Geschmacks-Intensivierer von Soßen, Suppen etc., insbesondere von Tiefkühlkost, benutzt.

Damit ist Fortifikation in einem erweiterten Sinn auch bei uns zu einer schnell anwendbaren, sehr flexibel einsetzbaren und sozial akzeptablen Interventionsmethode zur Beeinflussung der Ernährung ohne Aufwand für Ernährungserziehungsprogramme geworden: Das Ernährungsverhalten braucht sich nicht zu verändern, wenn sich die Produkte verändern lassen.

Chemischer Pflanzenschutz

Ein wichtiges Argument in der Diskussion um die Welternährungslage ist die Notwendigkeit, angesichts des täglichen Zuwachses von 200.000 Menschen, die Erträge steigern zu müssen, die Nutzpflanzen besser zu schützen und die Ernten zu sichern. Hieran hat vor allem die chemische Industrie mit ihrem Angebot an Düngemitteln und Pestiziden argumentativ gearbeitet.

Mit Düngemitteln lassen sich Höchsterträge erwirtschaften, mit Pflanzenschutzmitteln lassen sich die durch Düngung gedopten, schädlingsanfälligen Kulturpflanzen schützen. Dieses einfache Konzept, wie es in den Industrieländern praktiziert wird und zu gewaltigen Überschüssen in der Primärproduktion (Getreide) und Veredelungswirtschaft (Milch, Butter, Fleisch) geführt hat, als Lösungsmöglichkeit für Ernährungsprobleme in Dritte-Welt-Ländern durchsetzen zu wollen, wird zunehmend kritisiert. Inzwischen gibt es die Einsicht, daß die Behauptung, Pestizide seien für die Bekämpfung des Hungers in der dritten Welt unverzichtbar, nicht haltbar ist. Hunger ist ein Problem der Armut. Hunger ist nicht äquivalent zu Mangel an Nahrungsmitteln, sondern zu mangelnder Verfügbarkeit derselben. Wo Kaufkraft ist, herrscht kein Hunger. Die pflanzenschutzmittelproduzierende Industrie hat dies wohl eingesehen, wenn sie veröffentlicht: »Pflanzenschutz ist kein Allheilmittel gegen den Hunger in der Dritten Welt. Er kann für sich allein gesehen die

Lösung von landwirtschaftlichen Problemen zwar erleichtern, Pflanzenschutz ist jedoch kein Substitut für adäquate ländliche Entwicklungspolitik.«

Die neueste FAO-Studie »Agriculture Towards 2010« fordert eine Besinnung auf die Drittwelt-Landwirtschaft. Sie weist darauf hin, daß sich jetzt und auch in Zukunft genügend Nahrungsmittel produzieren ließen, um die Weltbevölkerung ausreichend zu ernähren. Um das Nahrungsdefizit von 1,1 Milliarden Menschen in den südlichen Ländern, im Hungergürtel der Erde, auszugleichen, sei ein grundsätzliches Umdenken notwendig. Der Lebensmittelanbau müsse dort erfolgen, wo sich die Bedarfslage ergibt – in den Entwicklungsländern selbst. Gleichzeitig sei der Mut aufzubringen, dem hochsubventionierten Agrarproduktetransfer aus westlichen Überschußländern ein Ende zu bereiten.

Die deutsche Entwicklungspolitik wäre also gut beraten, wenn sie künftig mehr als in der Vergangenheit eine standortangepaßte, diversifizierte und ökologisch nachhaltige Landwirtschaft in der dritten Welt fördern würde. Eine so betriebene Ernährungssicherung würde auch zu mehr entlohnter Beschäftigung und damit zu spürbarer Armutsbekämpfung beitragen. Mehr zu erzeugen auf der Grundlage langfristig angelegter und nachhaltig wirksamer Produktionsverfahren bei gleichzeitig integrierten Produktionssystemen, ist das Gebot der Stunde.

Biotechnologie und Gentechnologie

Biotechnologie und Gentechnologie sind die neuesten Angebote für die Lösung globaler Probleme, wie Hunger, Krankheit und Umweltverschmutzung. Diese Angebote versprechen, mit Hilfe von Zellkulturtech nik/Gewebekulturtechnik sowie mit den Verfahren rekombinierter Desoxyribonukleinsäuren (rDNA) chemischen Pflanzenschutz weitgehend unnötig zu machen, die Produktivität neuer Sorten zu erhöhen, vor allem eine verbesserte Qualität der Lebensmittel zu erzielen.

Der Rechtsrahmen, in dem diese gentechnischen Manipulationen an Mikroorganismen, Kulturpflanzen und Tieren durchgeführt werden dürfen, wird bei der EU-Kommission gerade festgeklopft und soll im Juni 1995 verabschiedet werden.

Diese Novel-Food-Verordnung in ihrem Entwurf von 1992 zeigt die Richtung auf, in der gentechnische Lebensmittel und Lebensmittelzusätze nicht nur für die dritte Welt produziert werden können:

Nahrungsmittelproduktion mit gentechnisch veränderten Zellen
Hefen, Pilze, Algen als Nahrung und Futter;
Mikroorganismen zur effizienteren Produktion von Käse, Joghurt, alkoholfreiem Bier;
Produktion von Nahrungsbestandteilen wie Aminosäuren, Süßstoffe, Enzyme.

Pflanzenproduktion
transgene Pflanzen mit Herbizidresistenz;
transgene Pflanzen mit Resistenz gegen Viren, Pilze, Insekten;
transgene Pflanzen mit Resistenz gegen Salzstreß, Trockenstreß;
transgene Pflanzen mit veränderter Haltbarkeit, Verarbeitbarkeit.

Tierproduktion
transgene Tiere mit beschleunigtem Wachstum;
transgene Tiere mit Resistenz gegen Infekte;

transgene Tiere mit verändertem Stoffwechsel;
gentechnische Produkte zum Einsatz in der Tierproduktion (Wirkstoffe, Antibiotika, Impfstoffe, Hormone).

Die Länder der dritten Welt befürchten, daß der
gegenwärtige Trend der rechtlichen Festsetzung gentech-
nischer Produktionsweisen (Patentierung!) zu einer Ver-
schlechterung ihrer Selbstversorgungsfähigkeit führen
wird.
Die sichtbare Privatisierung der High-Tech-Verfah-
ren vorwiegend durch transnationale Konzerne hat sie
die Forderung stellen lassen:

- Zugang zu biotechnologischen Entwicklungen zu
  bekommen,
- die internationalen Agrar-Forschungszentren kon-
  kurrenzfähig gegenüber den transnationalen Konzernen zu halten,
- eine Biotechnologie voranzubringen, die an die Erfordernisse der Drittländer angepaßt ist und
- Strukturen zur Förderung einheimischer For-
  schungskapazitäten in der dritten Welt zu schaffen.

Die nun schon wieder 3 Jahre zurückliegende
UNO-Konferenz von Rio 1992 hat mit ihrer Agenda 21
das Programm »Sustainable Agriculture« für eine nachhaltige Landwirtschaft aufgelegt. Es bedeutet, die Landwirtschaft als integriertes System mit Ackerbau und Tierhaltung in standortspezifischer Ausrichtung zu betreiben
und damit

- Lebensmittel- und Kleidungsbedarf zu decken,
- die Qualität der Umwelt und die Bodenfruchtbarkeit zu erhöhen, auf der landwirtschaftliche Nutzung beruht,
- nicht erneuerbare Ressourcen mit höchster Effizienz einzusetzen, sonst aber hofeigene Mittel und diese, wo möglich, dem biologischen Recycling zurückzuführen,
- die Lebensfähigkeit eines Hofes auf langfristige Ziele auszurichten und
- mit der Qualität einer lebensfähigen Landwirtschaft die Lebensqualität aller zu verbessern.

Dieses Anliegen betrifft Industrie- und Entwicklungsländer gleichermaßen. Wie überhaupt deutlich geworden sein sollte, daß es eher gemeinsame, als trennende Problemfelder sind, die die Nahrungsproduktion und Ernährung der Weltbevölkerung betreffen.

5 Ernährung im Wohlstand

Von wirtschaftlicher Prosperität, könnte man meinen, profitieren alle.

Die reichsten Länder der Erde, die Gruppe der Sieben (G-7), zu denen die USA, Kanada, Japan, Italien, Frankreich, England und Deutschland gehören, oder auch die Länder der OECD, der Organisation für Wirtschaftliche Zusammenarbeit und Entwicklung, zu denen die 24 reichsten Länder gehören, sind durch ihren hohen Lebensstandard, wie er sich durch das Bruttosozialprodukt ausweist, gekennzeichnet. Die für die Industrieländer bekannten Durchschnittswerte dürfen nicht darüber hinwegtäuschen, daß die Spanne zwischen arm und reich auch in diesen Ländern hoher Prosperität außerordentlich groß sein kann und beispielsweise Hunger, wie in den USA, für einen erschreckend hohen Anteil der Bevölkerung tägliche Realität bedeutet.

Trotzdem kann auf der Grundlage regelmäßiger Ernährungsberichte, die in Deutschland beispielsweise im Auftrag der Bundesministerien für Jugend, Familie, Frauen und Gesundheit sowie für Ernährung, Landwirtschaft und Forsten von der Deutschen Gesellschaft für Ernährung (DGE) herausgegeben werden, festgestellt werden, daß das Problem der Ernährung im Wohlstand vor allem *Schaden durch Überfluß* bedeutet.

Überfluß ist Ursache für *Überernährung*, für *gesteigerten Genußmittelverbrauch*, für veränderte *Verzehrgewohnheiten* sowie für *Schadstoffe* aus einer überlasteten Umwelt und chemischer Überfrachtung von Lebensmittelproduktion und Nahrungsmittelverarbeitung.

▦ Überernährung

Überernährung ist Nahrungszufuhr über den physiologischen Energiebedarf hinaus. Längerfristig mehr zu essen und zu trinken als durch Bewegung und Arbeit verbraucht wird, führt allmählich zu Übergewicht. Von Übergewicht spricht man dann, wenn das Körpergewicht mehr als 10 % über dem sogenannten Sollgewicht oder Normalgewicht nach *Broca* liegt. Nun ist das Körpergewicht eine individuelle Größe. Sie ist abhängig vom Geschlecht, vom Alter, von der Körpergröße, von der Ernährung und von der endokrinen (hormongesteuerten) Funktion. Das Körpergewicht wird als Gewicht des nackten oder nur leicht bekleideten Körpers gewogen und ergibt das »Istgewicht«. Das Istgewicht von Erwachsenen wird auf ein errechnetes Durchschnittsgewicht (das »Sollgewicht«) bezogen.

Broca hat hierfür eine einfache Faustregel als Anhaltspunkt für ein Normal- oder Sollgewicht in kg definiert: Die Differenz aus Körpergröße (in cm) minus 100. Nach Statistiken von Lebensversicherungsgesellschaften gibt es hinsichtlich der Lebenserwartung ein optimales Körpergewicht, das *Idealgewicht*. Dieses ist, ebenfalls als Faustregel, bei Männern 10 %, bei Frauen 15 % niedriger als das Normalgewicht nach Broca. Demnach sollte ein 180 cm großer Mann 72 kg wiegen, eine 180 cm große Frau 68 kg.

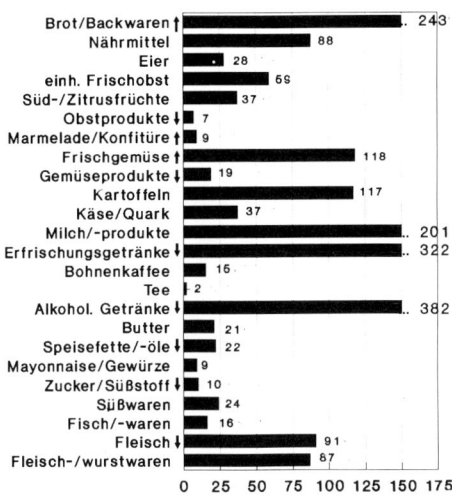

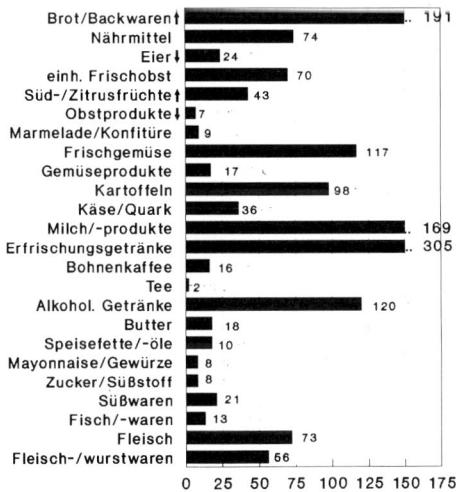

Abb. 7. Lebensmittel-Verzehr der westdeutschen Bevölkerung in Gramm pro Tag. **Oben** Männer; **unten** Frauen. ↑ ↓ = Tendenz des ermittelten Verzehrwertes gegenüber bisherigen Daten des Verbrauchs.

Vermutlich sind über 20 Millionen Deutsche übergewichtig.

Das Auftreten von Übergewicht bei Männern zeigt eine starke Zunahme mit dem Älterwerden. Von den 18- bis 24jährigen sind 18 % übergewichtig (1,8 % haben sogar therapiebedürftige Fettleibigkeit [Adipositas]), und von den 55- bis 64jährigen sind 75 % übergewichtig, davon 21,8 % mit Adipositas.

Von Adipositas spricht man bei einem mehr als 20 % über dem Normgewicht liegenden Übergewicht.

Lebensversicherungen werten das als ein höheres Sterberisiko, für Krankenversicherungen ist damit ein höherer Kostenfaktor verbunden, weil mit Übergewicht eine Reihe von Wohlstandskrankheiten in Verbindung gebracht werden (siehe Kapitel 6). Deshalb ist Ursachenforschung groß geschrieben. Zu wissen, daß Übergewicht aus einem Mißverhältnis von Nahrungsbedarf und Energieverbrauch resultiert, reicht da nicht. Was führt zu diesem Mißverhältnis?

Psychologen nehmen Störungen in der Appetitregulation an. Die Nahrungsaufnahme erfolge beim Übergewichtigen und Fettsüchtigen überwiegend außenreizgesteuert, d. h., er läßt sich beispielsweise durch den Anblick oder Geruch von Speisen leicht zum Essen verleiten. Ein Normalgewichtiger sei dagegen durch endogene Steuerung geleitet; er esse nur dann, wenn sich ein Hungergefühl einstellt.

Physiologen haben Gewebshormone gefunden, die ursprünglich als nur im Magen und Darm vorkommende Peptidhormone, wie Gastrin und Cholecystokinin, bekannt waren, nun aber auch im Zentralnervensystem gefunden wurden. Sie sind möglicherweise bei der Nahrungsaufnahme regulatorisch wirksam.

Störungen dieser Regulation könnten zu Fettsucht führen.

Zellbiologen haben ein Fettzellenkonzept beschrieben, nach dem in bestimmten Phasen der Kindheit eine überschießende Fettzellvermehrung durch Überernährung stattfindet. Diese einmal vermehrten Fettzellen sollen durch ihre Tendenz, Fette zu speichern, sozusagen zu fortwährender Fettsucht führen.

Stoffwechselphysiologen haben den Gesichtspunkt vertreten, daß unterschiedliche Nahrungsverwertung zu Fettsucht führen kann. Für eine solche Annahme spricht, daß viele Übergewichtige gar keine besonders starken Esser sind. Dies kann an der Resorptionsfähigkeit des Darms selbst, aber auch in Unterschieden des Energiehaushaltes liegen. Nachweislich zeigen Übergewichtige in der Regel eine geringere Wärmeproduktion als Normalgewichtige. Dies beruht auf einer geringeren Schilddrüsenaktivität, für die wiederum eine genetische Ursache vermutet wird.

Offensichtlich ist dick nicht gleich dick.

Ein Wohlfühlgewicht jenseits des Idealgewichts im mäßigen Übergewicht kann auch Schutzfaktor sein: weniger Magen- oder Darmgeschwüre und eine höhere Lebenserwartung als extrem Dünne sie haben, werden ins Feld geführt.

Da Dicksein jedoch oft krank macht und dieses Buch nicht von Stoffwechsel handelt, sondern von Ernährung und Ernährungsbedingungen, sei zur Frage der so verbreiteten Überernährung im Wohlstand ein Wort zu einer offensichtlichen, primären Ursache gesagt.

Der den Wohlstand bedingende wissenschaftlich-technische Fortschritt hat Lebensmittel wissenschaftlich zu Nährstoffträgern definiert, und die Technik hat es ermöglicht, diese Nährstoffe in Nahrungsmittel zu verpacken, so daß eine physiologische Kontrolle von Sattwerden, von Zuckerzufuhr und Fettkonsum nicht mehr geleistet werden kann. Die ständige Verfügbarkeit von Riegeln undefinierter Zusammensetzung und Industrienahrung zur Versorgung einer sich um Lebensmittelqualität im gesundheitsfördernden Sinne nicht kümmernden Industriegesellschaft, hat diese Entwicklung ermöglicht.

Überernährung und das aus ihr resultierende Übergewicht sind das Ergebnis unserer Wohlstandstechnologie auf dem Ernährungssektor.

Genußmittel

Bei diesem Stichwort denkt jeder zunächst an Drogen. Drogen sind keine Nährstoffe, weder Brennstoffe noch Baustoffe. Drogen sind bloße Wirkstoffe. Aber es gibt Genußmittel in der Wohlstandsgesellschaft, die Wirkstoffe und Nährstoffe zugleich sind, beispielsweise Alkohol oder Zucker.

Alkohol ist das in dieser Gesellschaft verbreitetste Genußmittel mit drogenähnlicher Wirkung. Nur 5 % der Bevölkerung über 16 Jahre leben abstinent. Pro Kopf der Bevölkerung werden jährlich 150 Liter Bier, 20 Liter Wein und Sekt sowie 3 Liter Schnaps konsumiert. Das entspricht mehr als 12 Liter reinem Alkohol.

Alkohol ist in der Wohlstandsgesellschaft eine legalisierte Droge. Er ist als natürliches Produkt im menschlichen Stoffwechsel verwertbar und liefert, in den hohen Maßen eingenommen, einen *zusätzlichen* Beitrag zum ohnehin auf Deponierung von Fett ausgerichteten Energiehaushalt. Darüber hinaus sind die Folgen des Wirkstoffs zu nennen: eine Belebung motorischer und psychischer Funktionen schon bei wenigen Schlucken üblicher alkoholhaltiger Getränke bis hin zum Alkoholrausch mit Desorientiertheit in Raum und Zeit, mit Gleichgewichts- und Sprachstörungen, ja Bewußtlosigkeit. Bei 3‰ Alkohol im Blut besteht bereits akute Lebensgefahr. Der Tod erfolgt in den meisten Fällen durch Lähmung des Atemzentrums.

Ebenso gravierend ist allerdings langjähriger Alkoholkonsum mit Mengen, die täglich 30–40 g Alkohol übersteigen. Die Leber gilt hier als meist genanntes Zielorgan mit ihrer Entwicklung zur entzündlichen Leberverfettung, oder der therapeutisch nicht mehr umkehrbaren Leberzirrhose. Aber auch Bauchspeicheldrüse, der Magen-Darm-Bereich, der Herzmuskel sind von der schädigenden Alkoholwirkung betroffen, ebenso das Nervensystem und das psychische Leistungsvermögen.

Die Ursachen des sich schleichend entwickelnden Alkoholkonsums bei Individuen liegen vermutlich sowohl in der Persönlichkeitsstruktur selbst als auch im Einfluß durch das soziale Umfeld. Das Steigen des Selbstwertgefühls, die Erfahrung, unangenehme Stimmungen und Hemmungen mit Alkohol überwinden zu können, ist der Einstieg für das Genußmittel. Der Verlust der Selbstkontrolle ist der Beginn eines Weges in die Katastrophe.

Zucker als isolierter Rübenzucker und importierter Rohrzucker ist ebenfalls eher ein Genußmittel als ein Nährstoff. Ein Nahrungsmittel im gesundheitsfördernden Sinne ist kristalliner oder zu Würfel gepreßter Zucker nicht. Dafür fehlt ihm die Eigenschaft, ausgewogen zur Nahrungsversorgung beitragen zu können. Als isolierter Reinstoff ist er immer nur additiv und dient als Süßungsmittel: um die Akzeptanz für etwas, was sonst nicht schmeckt, zu erhöhen. Oder der Zucker dient als Konservierungsstoff.

Der Verbrauch von Zucker in Deutschland wird mit 36 kg pro Kopf und Jahr angegeben. Etwa 9 kg kauft der Verbraucher dabei selbst ein und setzt ihn Speisen, Gebäck, Marmeladen etc. zu. Dreimal soviel, 27 kg, aber verzehrt er, ohne die Menge wirklich zu wissen, mit industrieller Fertigware, mit Getränken, Säften, Fertigpuddings und anderen Süßwaren.

Zucker in Form verarbeiteten Fabrikzuckers ist in außerordentlich vielen Produkten. So enthält beispielsweise der auch bei Kindern so beliebte Tomatenketchup zur Hälfte zugesetzten Zucker.

Zucker spaltet sich mit den Saccharasen des Dünndarms in Glucose und Fructose und gelangt in den Blutkreislauf. Als Kohlenhydrat liefert er auch einen Beitrag zum Energiestoffwechsel. Viel Zucker macht noch eher dick als die kalorisch kalkulierte Menge Stärke, weil die Erschließung der Stärke mehr Energie verbraucht als die des Zuckers.

Außerdem ist Zucker viel schneller verfügbar für die Aufnahme ins Blut, so daß der Glucose- und Fructoseblutwert nach Einnahme von Zucker steigt. Gleichzeitig nimmt auch der Lipidwert zu, was bei der Vielzahl von Menschen mit Hyperlipidämien (also mit vermehrtem Gehalt des Blutes an Gesamtlipiden) gesundheitlich bedenklich ist. Da insbesondere Fructose diese Blutfettwerte steigen läßt, spricht dies zusätzlich gegen den Zuckerkonsum und für Stärke als Kohlenhydratquelle, da Stärke über das Spaltprodukt Maltose nicht in Fructose, sondern in zwei Glucose-Moleküle überführt und als Glucose allein verwertet wird.

Zucker hat die zusätzliche Eigenschaft, über zwei Wege Zähne zerstören zu helfen: einmal durch zuckerbedingte Zahnfäule (Karies), bei der Bakterien in den Zahnbelägen aus Zucker Säuren produzieren, die den Zahnschmelz angreifen, zum anderen durch ein bei hohem

Reinstzuckerkonsum entstehendes Mineralstoffdefizit, das die Zahnschmelzregeneration ungenügend werden läßt.

Trotz all dieser bekannten Effekte, die Zucker hat, und eindringlicher Appelle von Ernährungsexperten, den Zuckerkonsum einzuschränken, und einer geradezu bescheidenen Werbung der Zuckerindustrie, bleibt der Run auf Zucker, bleibt der Zuckerkonsum hoch, und es bleibt die Frage nach dem Warum.

Essen selbst scheint eine Sucht sein zu können, und das Essen von Süßem hat dabei offenbar einen besonderen Platz.

Versuche, Eßsucht insgesamt und Sucht nach Süßem als Ersatzhandlung, als ausweichendes Verhalten zu definieren, als Verlangen nach sozialem Kontakt, als Bedürfnis nach Zärtlichkeit oder zur Beseitigung innerer Spannungen einzuordnen, haben ihre Begründung.

Schon der Säugling nimmt süße Muttermilch nicht aus bloßem Nahrungsbedarf zu sich. Nuckeln und Lutschen sind nicht ausschließlich Hunger nach Eßbarem, sondern auch Verlangen nach sozialem Kontakt. Der Genußwert hat herausragende Bedeutung für das Wohlbefinden, und Süßes gehört schon immer zu den gesuchtesten Produkten der Natur. Reife, süße Früchte, der Honig waren gesuchte Freuden aller Völker, und selbst saure oder scharfe Küchen bevorzugende Gemeinschaften haben die Kunst des Aufkonzentrierens von Süße für Nachspeisen immer geschätzt.

Es würde nicht wundern, wenn sich erste Hinweise auf stoffliche Zusammenhänge von Süße-Empfindung, Zuckerverzehr und psychomotorisches Verhalten erhärten ließen. Nicht als Plädoyer für den Zucker, sondern im Gegenteil: als Erklärung für das Verlangen danach und als Argument für Maßnahmen gegen die unnatürliche Dimension der Verfügbarmachung dieses Genußmittels.

6 Ernährungsbedingte Krankheiten

Die Frage »Essen wir uns krank?« ist schon oft gestellt worden und kann heute eindeutig bejahend beantwortet werden. Beobachtungen über markante kulturelle und historische Unterschiede im Auftreten von Krankheiten haben schon lange nahegelegt, daß es eine ganze Anzahl von Erkrankungen gibt, die durch fehlerhafte Nahrungswahl und entsprechendes Ernährungsverhalten zustande kommen.

So waren z. B. der Altersdiabetes, die Gicht, der Herzinfarkt und das Übergewicht in den Jahren nach dem 2. Weltkrieg ganz selten und sind erst mit steigendem Nahrungsangebot in den 50er Jahren wieder verstärkt aufgetreten.

Ein anderes Beispiel ist die Beobachtung, daß Männer in einigen mediterranen Ländern eine etwa achtfach höhere Inzidenzrate für Leberzirrhose haben als in skandinavischen Ländern. Dies wird der Alkoholverfügbarkeit und dem -konsum zugeschrieben.

Inzwischen gibt es biochemisch-diagnostisch gesicherte Kenntnisse über die Entstehung von chronisch-degenerativen Erkrankungen durch langfristig wirksame fehlerhafte Ernährungsformen. Ohne Zweifel kann man von ernährungsbedingten oder durch Ernährung beeinflußbaren Krankheiten sprechen. Gesichert in diesem Sin-

ne wird genannt die Karies, die Leberzirrhose, der Altersdiabetes, die Gicht, der Kropf (Jodmangel-Struma). Mit
an Sicherheit grenzender Wahrscheinlichkeit läßt sich das
auch für Bluthochdruckkrankheiten und die Auswirkun-
gen der Arteriosklerose (Herzinfarkt, Schlaganfall, peri-
phere Durchblutungsstörungen und Thrombenbildung)
annehmen. Ein wahrscheinlicher Zusammenhang existiert zwischen Ernährung einerseits und der Entstehung
von Stuhlverstopfung, von Divertikulose, Alters-Osteo-
porose, Gallensteine und Eisenmangelkrankheiten.

Diese nicht besonders erhellende Auflistung läßt
sich den Darstellungen der Ernährungsberichte entnehmen.

Der Ernährungsbericht 1988 der DGE führt erstmals auch Krebs als ernährungsbedingte Krankheit auf
und bezieht den Stand des Wissens von einer zusammen-
fassenden Darstellung von Fachleuten, die für die National Academy of Sciences der USA zum Thema »Diet,
Nutrition and Cancer« verfaßt wurde: Für zahlreiche
Krebsformen des Menschen, insbesondere den Krebs von
Magen und Dickdarm, der Brustdrüse, der Gebärmutter
und der Prostata werden Zusammenhänge mit der Ernährung diskutiert.

Vorläufige Ernährungsempfehlungen wurden in
den *Regeln des Europäischen Kodex gegen den Krebs*
formuliert:

■ Reduktion des Fettverzehrs
■ Obst, Gemüse und Vollkornprodukte als fester Be-
   standteil der täglichen Kost
■ Verminderung des Konsums an Lebensmitteln, die
   durch Salz konserviert oder geräuchert wurden
■ Vermeiden von Übergewicht
■ Mäßigung beim Genuß alkoholischer Getränke.

Diese Regeln als spezifisch für die Prophylaxe gegen Krebskrankheiten zu bezeichnen, ist sicher verfehlt. Alle aufgeführten Punkte lassen sich auch für andere ernährungsbedingte Krankheiten in dieser allgemeinen Form formulieren und empfehlen. Angesichts des Nahrungsmittelangebots mit einer außerordentlich vielseitigen Begrifflichkeit dafür, was Lebensmittelqualität im gesundheitsfördernden Sinn ist, sind diese Regeln nicht ausreichend handhabbar und geben keine wirkliche Anleitung für die tägliche Praxis der Ernährungsgestaltung.

Aus einer systematisierten Gliederung der bisher erkannten ernährungsbedingten Krankheiten, der Häufigkeit ihres Auftretens und der Mechanismen ihrer Entwicklung, müßten sich viel weitgehendere Schlußfolgerungen für Ernährungs- und Verhaltensempfehlungen ableiten und entwickeln lassen.

Eine solche systematisierte Gliederung könnte beispielsweise den Weg der Nahrung als Grundlage für eine Schwachpunktanalyse des Ernährungsverhaltens bieten, das zu den ernährungsbedingten Erkrankungen führt. So sind ausgehend vom Essen, der *Kauapparat* und die *Verdauungsorgane* als Einrichtungen zur Erschließung von Lebensmitteln das primäre Auseinandersetzungsfeld des Menschen mit seiner Nahrung. Dann ist es der *zelluläre Stoffwechsel*, der nach der Erschließung, Verdauung und Resorption von Nahrungsbestandteilen zur Energienutzung und zum Energieaufbau am Zuge ist. Aus beidem ließe sich dann auf mögliche, ungenügende Versorgung schließen, die zu *Mangelkrankheiten* führt, sowie die durch Genußmittel, Zusatzstoffe und Fremdstoffe (Rückstände und Umweltchemikalien) herbeigeführten *Gesundheitsstörungen*, *Intoleranzen* und *Allergien*. *Krebs* müßte, dem heutigen ungenügenden Kenntnisstand entsprechend, hinsichtlich seiner jeweils manifestierten Krebsarten differenziert beurteilt werden.

Aus der gewonnenen Einsicht in den Zusammenhang von Ernährung und ernährungsbedingten Krankheiten sollten die essentiellen Voraussetzungen für eine gesundheitsfördernde Ernährung abfragbar werden.

Kauapparat und Verdauungsorgane

Zähne

Die Aufnahme von Nahrung über den Mund hat einen teils reflektorischen, teils willkürlichen Kauakt zur Folge, der primär der Zerkleinerung und der Einspeichelung dient. Er erfolgt durch Unterkieferbewegungen gegen den Oberkiefer, die beide durch Zahnreihen bewehrt sind.

Im Verlauf eines durchschnittlichen Lebens müssen Zähne etwa 20.000 kg feste Nahrung zerkauen, der Kehlkopf etwa 40.000 l zerkleinerter Lebensmittel und Getränke schlucken.

Die hohen Anforderungen an die Zähne, deren Anlagen schon nach der 6. Woche gebildet werden, drücken sich in dem aus hoch konzentrierten Mineralstoffen bestehenden Zahnschmelz (98 % Mineralstoffe) und Dentin (80 % Mineralstoffe) aus, den härtesten Körpergeweben. Sie bestehen aus mikrokristallinem Hydroxylapatit mit Carbonaten und Spuren von Magnesium, Natrium, Kalium und Fluor (als Ionen) sowie aus keratinähnlichen Substanzen. Zahnbildung und Zahnerhaltung stellen deshalb hohe Anforderungen an Ernährung und Zahnpflege.

Die durch Zahn*stein*bildung aus Kalziumsalzen der Speichelflüssigkeit sich aufsetzende Ablagerung kann, mit der Mikroflora des Mundraumes und Nahrungsresten vermischt, einen verheerenden Einfluß auf die Zahngesundheit haben: *Paradontose* und *Karies* (siehe Kapitel 5) sind die bekanntesten pflege- und ernährungsbedingten Krankheiten.

Zucker bietet die Grundlage für die mikrobielle Säurebildung zur Zerstörung von Zahnschmelz und Dentin. Ernährung mit Zucker in Reinform verdünnt sozusagen die Verfügbarkeit von Mineralstoffen bei der Zahnerhaltung.

Bauchspeicheldrüse

Die Bauchspeicheldrüse (Pankreas) mit ihren Aufgaben der hormonellen, endokrinen Versorgung und der enzymatischen, exokrinen Aktivität, wird durch ernährungsbedingte Einflüsse (Alkoholkonsum) und durch krankheitsbedingte Vorgänge des Fett- und Eiweißstoffwechsels beeinflußt. Die Entzündung der Bauchspeicheldrüse (Pankreatitis) ist in der chronischen Form meist das Ergebnis von Alkoholmißbrauch und einer überkalorischen Ernährung mit hohem Protein- und Fettanteil.

Leber

Die Leber, rechts unterhalb des Zwerchfells gelegen, ist das zentrale Stoffwechselorgan. Sie ist vor allem von einem ausgewogenen qualitativen und quantitativen Verhältnis aller Grundnährstoffe, Spurenelemente, Mineralstoffe und Vitamine abhängig. Sie ist besonders gefährdet durch Infektionen (Hepatitis-Formen) und reagiert auf chemische Belastungen mit Schäden (Leberschäden). Das kann einseitige Ernährung sein, extrem z. B. das Füttern von Kleinkindern allein mit Mais, was zur

(Mangel-) Fettleberkrankheit (Kwashiorkor) führt. Eine Fettleber ist aber auch das Ergebnis erhöhten Fettverzehrs, überhaupt von Überernährung, Diabetes mellitus, Eiweißmangel. Sie ist auch Zwischenstufe bei der Entstehung der Leberzirrhose durch chronischen Alkoholismus. Leberzirrhose, ein Sammelbegriff für verschiedene Formen der Leberkrankheit, ist ein irreversibler, narbiger Umbau des Organs mit zunehmendem Funktionsverlust und Versagen des Organs bis zum Koma und Tod.

Gallenblase

Galle ist eine laufend von Leberparenchymzellen abgesonderte Flüssigkeit, die in der Gallenblase aufgefangen und dort zu einer gelben bis dunkelgrünen Flüssigkeit eingedickt wird. Nach fettreicher Mahlzeit wird sie durch hormonelle Stimulation (Cholezystokinin) und nachfolgende Gallenblasenkontraktion in den Dünndarm entlassen. Hier werden die primären Gallensäuren durch Darmbakterien in sekundäre Gallensäuren umgewandelt, die wiederum für die Fettverdauung wichtig sind.

Gallensteine sind Folge von Überernährung, die mit der Erhöhung des Cholesterinwertes einhergeht. Auch Alkohol wirkt sich ungünstig auf die Cholesterinkonzentration der Galle aus.

Wenn das Cholesterin gegenüber den Gallensäuren überwiegt, wird die Gallenflüssigkeit lithogen (steinbildend). In Tierversuchen wurde unter einer ballaststoffarmen, aber an Zucker und Stärke reichen Diät gezeigt, daß es zu einer verminderten Gallensalzsynthese in der Leber kommt und dies zu einer lithogenen Gallenflüssigkeit führt. Eine ballaststoffreiche Kost führt beim Menschen zu einem günstigen Verhältnis von Gallensäuren zu Cholesterin.

Die örtliche Erweiterung der Dickdarmwand nennt man Divertikel. Treten zahlreiche Divertikel auf, spricht man von einer Divertikulose. Divertikel sind säckchenförmige Ausstülpungen, in denen sich Speisereste festsetzen und zu Entzündungen führen können (Divertikulitis). Als Ursache für Divertikulose und Divertikulitis wird primär eine unzureichende Zufuhr an Ballaststoffen angesehen, die zu Darmträgheit und Stuhlverstopfung führt und damit zu einer Erhöhung des Drucks im Darm beiträgt. Der chronische Einfluß dieses Vorgangs scheint dieses Krankheitsbild zu verursachen. Bei ballaststoffreicher Ernährung ist Divertikulose selten. Sind einmal Divertikel aufgetreten, hilft ballaststoffreiche Kost, Entzündungen zu verhüten.

Stoffwechselkrankheiten

Die Wissenschaft von den krankhaft gestörten Lebensvorgängen und deren Entstehung, die Pathophysiologie, hat eine Reihe von Stoffwechselkrankheiten, die vornehmlich ernährungsbedingt entstehen und große Bevölkerungskreise betreffen, beschrieben, ihre Herkunft ausgemacht und Vorschläge zu Therapie und Prophylaxe erarbeitet.

Diabetes mellitus

Die »Zuckerkrankheit« ist eine chronische Stoffwechselkrankheit, von der man 3 Hauptgruppen von Störungen unterschiedet: Diabetes Typ I infolge von Insulinmangel, Diabetes Typ II infolge verminderter Insulinwirkung und als Gruppe III seltenere, besondere Diabetes-Formen.

Der Verlauf der Erkrankung ist abhängig vom Typ. Typ I manifestiert sich meist schon bei Kindern und Jugendlichen (essentielle familiäre Diabetes) und bedarf der lebenslangen Insulinzufuhr. Die Ernährung spielt bei der Entstehung dieses Krankheitstyps keine Rolle.

Typ II Diabetes tritt im Erwachsenenalter auf. Meist wird der Typ II Diabetes durch überkalorische, fettreiche Ernährung begünstigt. Grundlage ist eine Insulinunterempfindlichkeit. Sie ist im frühen Stadium durch Diät und Abbau von Übergewicht therapierbar. Bleibt sie unbehandelt, können daraus andere Komplikationen entstehen: Herz-Kreislauf-Erkrankungen mit Herzinfarkt und Schlaganfall als Folge, bedingt durch Arteriosklerose.

Hyperlipidämien

Durch eine hohe Fettaufnahme kann es zur Überlastung des Fettabbaus und Fettstoffwechsels kommen. Diese sehr häufige Situation, die etwa 20 % der Bevölkerung betrifft, führt zu einer ganzen Reihe diagnostisch zu differenzierender Ausprägungen.

Da Fette (Lipide) nicht für sich im Blutserum transportiert werden, fungieren verschiedene Transportproteine (Apo-Lipoproteine) als Transportvermittler. Fettsäuren werden an Serumalbumin gebunden transportiert. Aus dem Darm resorbierte Triglyzeride, Phospholipide und auch Cholesterin werden im Blutplasma in Form von Lipoproteinkomplexen transportiert, von denen man aufgrund von Dichte, Partikeldurchmesser und Zusammensetzung, Herkunftsort und Funktion 4 Fraktionen unterscheidet:

■ die Chylomikronen-Fraktion,
■ die Fraktion von Lipoproteinen sehr geringer Dichte (VLDL = *very low density lipoprotein*),
■ die Fraktion von Lipoproteinen geringer Dichte (LDL = *low density lipoproteins*),
■ die Fraktion von Lipoproteinen hoher Dichte (HDL = *high density lipoproteins*).

Chylomikronen transportieren exogene Triglyzeride, VLDL endogene Triglyzeride, LDL transportiert Cholesterin und Phospholipide zu peripheren Zellen, HDL Cholesterin von extrahepatischen Geweben zur Leber.

Das Verhältnis dieser Transportformen untereinander wird zum Teil durch die Ernährung bestimmt und kann bei erhöhter Konzentration von LDL/HDL (»Atherosklerose-Index«) das Risiko für arteriosklerotische Gefäßerkrankungen erhöhen.

Eine Ernährung, die auf Reduktion von Übergewicht, Reduktion von Fett abzielt und reich an Ballaststoffen ist, führt zur Normalisierung von Hyperlipoproteinämien.

■ Adipositas

Überernährung als häufigste Form der Fehlernährung führt zur Adipositas. Bewegungsmangel gilt aus epidemiologischer Sicht als wichtige Teilursache. Neuere Befunde wollen eine Typdifferenzierung der Adipositas: riskant sei insbesondere die bauchbetonte (androide) Fettsucht, während die Fettansammlung im Gesäß- und Oberschenkelbereich (gynoide Fettsucht) das Risiko, krank zu werden, nicht erhöht.

Gicht

Ein erhöhter Harnsäurespiegel im Blut führt zum Krankheitsbild der Gicht. Sie ist Folge von Überernährung und purinreichen Lebensmitteln (Fleisch und Alkohol). Fleischkonsum erhöht die Bildung von Harnsäure, und Alkohol hemmt die Ausscheidung von Harnsäure durch die Niere.

Bluthochdruck

Das Auftreten von Bluthochdruck (Hypertonie) ist ebenfalls auf Überernährung und Übergewicht, verbunden mit Bewegungsmangel, zurückzuführen.

Ideale Blutdruckwerte nach Angaben der Weltgesundheitsorganisation liegen bei 140/90 mm Hg systolisch versus diastolischen Wert.

Kochsalzkonsum und Alkohol gelten als wichtige Mitverursacher.

Gewichtsabnahme, verminderte Kochsalzzufuhr und Alkoholabstinenz führt in den meisten Fällen zur Verbesserung des Bluthochdrucks.

Arteriosklerose

Der Mensch ist so jung wie seine Gefäße. Eine fortgeschrittene Arteriosklerose gilt als Krankheitsverursacher Nr. 1 in unserer Gesellschaft. Charakterisiert ist sie durch Ablagerungen und Zellveränderungen in den Gefäßwänden, was zu Gefäßverengung, Elastizitätsverlust und Verhärtung führt. Symptome werden oft erst in einem späten Stadium der Fehlentwicklung erkannt. An ihren Folgen, Herzinfarkt, Gehirnschlag und Nierenversagen, sterben täglich 600 Menschen in Deutschland. Ihre Entstehung ist von Ernährung und Lebensstil abhängig.

Risikofaktoren sind Rauchen (Gefäßverengung), Hypertonie, Diabetes mellitus, Übergewicht, Hyperlipidämien und Gicht. Weitgehend fortgeschrittene Gefäßverschlüsse sind nicht therapierbar, weshalb vorbeugende Maßnahmen besonders wichtig sind. Da die Anlage von Läsionen schon im Schulalter beginnt, ist die Prävention der Arteriosklerose keine Angelegenheit von alten Menschen, sondern sollte bereits von sehr jungen Menschen beherzigt werden.

Mangelkrankheiten

Mangel im Überfluß wird oft postuliert, ist im Einzelfall aber schwer prüfbar. Als wichtigste Beispiele müssen immer die Blutarmut und der Kropf herhalten.

Blutarmut

Von Blutarmut (Anämie) spricht man, wenn die Zahl der Erythrozyten (roten Blutkörperchen) im Blut und damit der Hämoglobingehalt »zu niedrig« sind, wobei Normwerte als Maßstab benutzt werden, die für Männer und Frauen unterschiedlich sind.

Ernährungsabhängig sind nur einige Ursachen für das Auftreten von Anämien:

mangelhafte Verfügbarkeit essentieller Bausteine und Co-Faktoren für die Hämoglobinsynthese: Eisen, Folsäure, die Vitamine B_{12}, B_6 und C, essentielle Aminosäuren, Cobalt, Nickel, Zink,

■ zu geringe Ausnutzung der Nahrung: durch Magenresektion, Malabsorption, Intrinsic-Faktor-Mangel, Parasitenbefall,

■ erhöhter Bedarf: Wachstum, Schwangerschaft, Stillen, Blutverlust, Medikamenteneinfluß und

■ genetische Defekte: erhöhter Hämoglobinabbau, gestörte Hämoglobinsynthese.

■ Kropf

Die Vergrößerung der Schilddrüse (Struma) ist oft auf eine spezifisch ernährungsbedingte Unterversorgung mit Jod zurückzuführen, das für die Aktivität der Schilddrüsenhormone nötig ist.

Jodiertes Speisesalz gilt als hinreichende Versorgungsmöglichkeit, was in einigen Regionen empfohlen werden muß.

■ Sucht- und Unverträglichkeitskrankheiten

Alkohol und die Sucht nach ihm sowie Zucker und die Sucht nach Süßem wurde bereits in Kapitel 5 besprochen.

Alkohol hat zusätzlich Wirkungen auf die Psyche und die geistige Leistungsfähigkeit sowie auf den Herzmuskel und ist neben seinem Charakter als mißbrauchtes Genußmittel ein Synergist für die schädigende Wirkung vermehrt aufgenommener Fette und Zucker.

Nahrungsmittelintoleranzen lassen sich in 2 Gruppen fassen: die primären und sekundären Nahrungsmittelunverträglichkeiten.

Primäre Nahrungsmittelintoleranzen beruhen auf vorgegebenen (angeborenen oder erworbenen) Dispositionen in der Verdauung, Resorption oder dem Stoffwechsel von Nahrung oder Nährstoffen. Der Konsum eines bestimmten Nahrungsmittels ruft bei zuvor beschwerdefreien Personen Unverträglichkeitsreaktionen hervor, die keine immunologische Abwehrreaktion (Allergie) einschließen. Zu ihnen gehören Intoleranzen gegenüber Kohlenhydraten (Glucose, Galaktose, Fruktose, Lactose, Saccharose, Stärke) oder gegen Proteine (Gluten, Tryptophan, Methionin).

Die gluteninduzierte Schädigung der Darmschleimhaut (Zöliakie, nichttropische einheimische Sprue) ist zurückzuführen auf die im Gluten enthaltene alkohollösliche Fraktion, das Gliadin. Es ist in Weizen-, Roggen-, Gersten- und auch (geringer) in Haferprotein enthalten und verursacht chronische Durchfälle, einen aufgeblähten Bauch, mit der Folge von Fehlabsorption und Wachstumsverzögerung. Eine Diät mit glutenfreien Lebensmitteln, z. B. Pseudozerealien wie Amaranth, Buchweizen oder Quinoa, aber auch Reis und Mais, ist lebenslang einzuhalten.

Sekundäre Nahrungsmittelintoleranzen treten als Folge anderer Krankheiten auf, wie infektiöse Diarrhoeen, Pankreatitis, Lebererkrankungen usw. Die Unverträglichkeit zeigt sich in Symptomen wie Oberbauchschmerzen, Blähungen, Durchfall etc., weil beispielsweise Verdauungsenzyme verringert sind, der bakterielle Abbau von Nahrungsstoffen erhöht ist und eine unvollständige Verdauung und Absorption zu Beschwerden führt.

Nahrungsmittelallergien

Nahrungsmittelallergien sind auf dem Immunsystem des Organismus beruhende Abwehrreaktionen gegen spezifische Nahrungsmittelbestandteile (siehe auch Kapitel 14). Sie treten im Bereich der Haut, der Atemwege und des Magen-Darm-Traktes auf.

Die allergene Potenz von Nahrungsmitteln ist unterschiedlich. Fischallergie, Milchallergie und Eiallergie sind von den durch Lebensmittel hervorgerufenen Allergien am häufigsten.

Neuerdings werden Nahrungsmittelzusatzstoffe und Fremdstoffrückstände immer häufiger als allergieauslösende Substanzen erkannt. Antibiotika, Arzneimittel, Pestizide, Tierarzneimittel, Reinigungs- und Desinfektionsmittel können als Haptene (s. Glossar) wirksam werden.

Erst die Identifizierung macht es möglich, Lebensmittel mit solchen Verunreinigungen, Zusatzstoffen und Rückständen zu meiden. Grenzwerte, wie der ADI-Wert (s. Glossar) oder einzuhaltende Werte nach Höchstmengenverordnung helfen Allergikern nicht, weil ihr Sensibilisierungsgrad weit empfindlicher sein kann.

Krebs

Nach den Gefäßkrankheiten, die das Herz- und Kreislaufsystem betreffen, ist Krebs inzwischen die zweithäufigste Krankheits- und Todesursache in den industrialisierten Ländern der Erde. Neben dem Tabak- und Alkoholkonsum, die beide zum Lebensmittelbereich zu rechnen sind, geht man heute davon aus, daß auch die Ernährung einen großen Anteil an der Entstehung von Krebs hat.

Krebs ist wohl eine Störung der genetischen Grundlage des regulierten Zellstoffwechsels durch »krebsauslösende Substanzen«, zu denen aber auch Strahlen und möglicherweise endogene biochemische Vorgänge zu rechnen sind.

So geht man heute aufgrund epidemiologischer Untersuchungen davon aus, daß Krebs entsteht

durch Aufnahme von Karzinogenen in der Nahrung:
z. B. durch Karzinogene verunreinigte Nahrung,
durch »natürliche« Karzinogene in Lebensmitteln,
durch bei der Zubereitung von Nahrung entstehende Karzinogene und
durch von Mikroorganismen in Nahrungsmitteln produzierte Karzinogene, oder

durch Karzinogenbildung im Organismus:
z. B. durch Nitrosaminbildung aus Pökelsalz,
durch eine Beeinflussung der Zusammensetzung der Darmmikroflora und damit Entstehen kanzerogener Metaboliten,
durch Einflüsse auf das Aufnahme-/Ausscheidungsgeschehen von Gallensäuren/Cholesterin;

durch Stoffwechselprozesse, die von Karzinogenen aktiviert werden:
z. B. durch Auslösen oder Hemmung enzymatischer Prozesse, die Karzinogene im Darm verstoffwechseln, oder
durch Verzögerung der Darmpassage (Ballaststoffmangel) und dadurch verlängerten Kontakt mit vorhandenen oder entstandenen Karzinogenen, oder
durch Erleichterung der Entstehung reaktiver Zwischenstufen von Metaboliten (Radikale);

■ *durch das Zusammenwirken verschiedener Fakto-*
ren auf Beginn und Förderung der Krebszellentste-
hung:
z. B. durch Einflüsse von Karzinogenen und Co-
bzw. Präkanzerogenen;
■ *durch Übergewicht und ein geschwächtes Immun-*
system.

■ Zusammenfassung

Der Zusammenhang von Ernährung und ernährungsbedingten Krankheiten ist offensichtlich. Ernährung scheint zusammen mit der körperlichen Betätigung
und den chemisierten Lebensbedingungen ein wesentlicher Faktor für das Entstehen eines komplexen Krank-
heitsgeschehens zu sein.

Das Wissen über das, was eine gesundheitsfördernde Ernährung ist, scheint vorhanden. Offensichtlich gibt
es Schwierigkeiten, diese Einsicht auch zu vermitteln. Die
wissenschaftlich-technologische Eigendynamik und die
wirtschaftliche Entwicklung unseres Nahrungsversorgungssystems mit seinen ganz unterschiedlichen Interessen und legislativen Absicherungen erlaubt keine gemeinsame Ausrichtung auf eine primär die Gesundheit förder-
liche Lebensmittelproduktion und Vermarktung.

Mit psychologischen Tricks wird der Verbraucher
dazu gebracht, das Geschehen am Nahrungsmittelmarkt
durch seine Konsumbereitschaft aufrechtzuerhalten und
sogar zu beschleunigen.

7 Wissenschaften und Ernährung

Es ist kein Wunder, daß ein so wesentliches Grundbedürfnis jedes Menschen wie das, sich ernähren zu müssen, das Interesse wissenschaftlicher Bearbeitung gefunden hat.

Bis zum Beginn der Moderne, dem Ausgang des 18. Jahrhunderts, noch unter dem Dach einer bis in die Antike zurückreichenden ganzheitlichen Philosophie, waren Ernährung und Gesundheit wie Leib und Seele nur verschiedene Seiten einer Medaille – Natur und Kultur des Essens und Trinkens hatten sich noch nicht getrennt und bildeten im Denken und Handeln eine Einheit.

Die Vielfalt der Ernährungswissenschaften

Die heute rational operierende, moderne Ernährungswissenschaft ist dagegen nicht mehr als Einheit erkennbar und hat den Menschen als individuelles Subjekt weitgehend aus dem Blick verloren. Sie betrachtet lediglich Teilaspekte wie den Stoffwechsel oder die ernährungsbedingten Krankheiten und leitet daraus Forderungen an das Ernährungsverhalten der Menschen ab.

Überernährung und Übergewicht mit den dazugehörenden ernährungsbedingten Krankheiten und sozialen Kosten haben dazu geführt, daß auch die Politik
erhöhtes Interesse an den Ernährungswissenschaften
zeigt. Die für Ernährungsfragen zuständigen Ministerien,
das Bundesministerium für Jugend, Familie und Gesundheit (BMJFG) und das Bundesministerium für Ernährung, Landwirtschaft und Forsten (BML), hatten schon
1972 einen gemeinsamen Ausschuß eingerichtet, der die
Aufgabe hatte, die Zielsetzung der *öffentlichen* Ernährungsforschung zu formulieren. (Die Forschungs- und
Entwicklungsaktivitäten der Ernährungsindustrie blieben
unberücksichtigt, weil hier keine Bereitschaft bestand,
über Forschungsaktivitäten Auskunft zu geben).

Ernährungsforschung wurde definiert als

(a) Forschung an solchen *Stoffen*, die der menschlichen Ernährung dienen und

(b) Forschung über solche *Vorgänge*, die im
menschlichen Organismus unter Beteiligung der Nahrungsstoffe ablaufen.

Eine Aufteilung der Forschungsgebiete ergab folgende Teildisziplinen: Lebensmitteltechnologie – Lebensmittelchemie – Lebensmittelmikrobiologie und -hygiene –
Lebensmitteltoxikologie sowie Ernährungsmedizin und
-physiologie.

Die *Lebensmitteltechnologie* ist jener Forschungs-
bereich, der sich mit den Grundlagen der Lagerung,
des Transports, der Verpackung und Haltbarmachung, der haushaltstechnischen Verarbeitung in
der Gemeinschaftsverpflegung sowie den speziellen
Technologien von Getreide, Milch, Fleisch, Fisch,
Fett, Obst, Gemüse, Kartoffeln sowie den Technologien von Zucker, Getränken und Alkoholika befaßt.

Die *Lebensmittelchemie* umfaßt Forschungsaktivitäten zur stofflichen Zusammensetzung von Lebensmitteln: Inhaltsstoffe, Zusatzstoffe, Rückstände von Schadstoffen, Analytik einschließlich sensorischer Qualitätsprüfung.

Die *Lebensmittelmikrobiologie* und *-hygiene* bearbeitet mikrobiologische und hygienische Fragestellungen der menschlichen Ernährung einschließlich der Erarbeitung von Analysenmethoden und der Entwicklung von Standards.

Die *Lebensmitteltoxikologie* befaßt sich mit Zusatzstoffen und Rückständen in Lebensmitteln und ihrer toxikologischen Bedeutung für Tier und Mensch.

Die *Ernährungsphysiologie* und *-medizin* analysiert den Zusammenhang von Ernährung und Krankheit. Hierzu gehören die Bewertung ernährungstherapeutischer und ernährungsprophylaktischer Maßnahmen ebenso wie die Bewertung des Ernährungsbedarfs aufgrund biochemisch und physiologisch begründeter Körperfunktionen.

Lebensmitteltechnologie, Lebensmittelchemie, Lebensmittelmikrobiologie und Lebensmitteltoxikologie befassen sich also mit der Erforschung ganz spezieller Probleme einzelner Lebensmittel oder Inhaltsstoffe von Lebensmitteln. Die Ernährungsphysiologie kümmert sich vornehmlich um Symptome pathophysiologischer Ausprägung.

Ernährungssoziologische und ernährungspsychologische Fragestellungen blieben zunächst ausgeschlossen.

Dieses fehlende Interesse der Ernährungsforschung an sozialwissenschaftlichen Fragestellungen wird verständlich, wenn man sich die wirtschaftshistorische Entwicklung betrachtet. Dabei lassen sich 3 Phasen unterscheiden:

Die erste Phase umfaßt die vorindustrielle Zeit, gekennzeichnet durch die akute Sorge um das Heranschaffen ausreichender Nahrung.

Der Mensch war unmittelbar von der Natur abhängig und mußte um die Ernteerfolge jeder Vegetationsperiode bangen. Erhebliche Versorgungseinschränkungen, Mangel und Überfluß lösten einander ab.

Die zweite Phase ist eine Begleiterscheinung der frühen industriellen Epoche in der Mitte des 19. Jahrhunderts.

Sie sorgte neben landwirtschaftlichen Produktionssteigerungen erstmals für einen weltweiten Markt. Allerdings brachten Konjunkturen und Krisen immer noch beträchtliche Hungersnöte.

Die dritte Phase beginnt nach dem 2. Weltkrieg. Sie ist durch ein steigendes Realeinkommen breiter Bevölkerungsschichten gekennzeichnet, mit höherem Lebensstandard und veränderter Ernährungsweise: Auswahlmöglichkeiten verbreitern sich, Ansprüche steigen.

Es ist einleuchtend, daß unter den Bedingungen von Nahrungsknappheit zunächst technologische und naturwissenschaftliche Forschungen im Mittelpunkt standen, um die Versorgungsprobleme zu lösen. Erst mit Erreichen einer Phase, in der Nahrungsmittel im Übermaß zur Auswahl stehen, wurde ein Interesse an einer psychologischen und sozialwissenschaftlichen Ernährungsforschung erkennbar. Zunächst stand dabei das Ziel im Vordergrund, Erkenntnisse über Verbrauchergewohnheiten zu gewinnen, um die Menschen zu einem sinnvollen Umgang mit dem großen Nahrungsangebot anleiten zu können. Daneben hatten sowohl staatliche Einrichtungen als auch Vermarktungsorganisationen und Nahrungsmittelindustrie Interesse an den Ergebnissen der Ernährungs-

Tabelle 2. Ernährungswissenschaften.

Naturwissenschaftliche Ernährungswissenschaften			Sozialwissenschaftliche Ernährungswissenschaften	
Naturwiss. Grundlagen	*Lebensmittelwissenschaften*	*Humanmedizin*	*Geisteswissenschaften*	*Sozialwissenschaften*
Physiologie	Agrarwissenschaft	Pathophysiologie	Wirtschaftsgeschichte	Lebensmittelrecht
Biochemie	Lebensmitteltechnologie	Epidemiologie	Sozialgeschichte	Wirtschaftswissenschaft
Toxikologie	Lebensmittelchemie	Therapie	Nahrungsethnologie	Soziologie
Mikrobiologie	Veterinärmedizin	diätet. Prophylaxe	Anthropologie	Psychologie
	Phytomedizin	Humangenetik	Archäologie	Verhaltensforschung
			Sozialgeographie	politische Wissenschaften

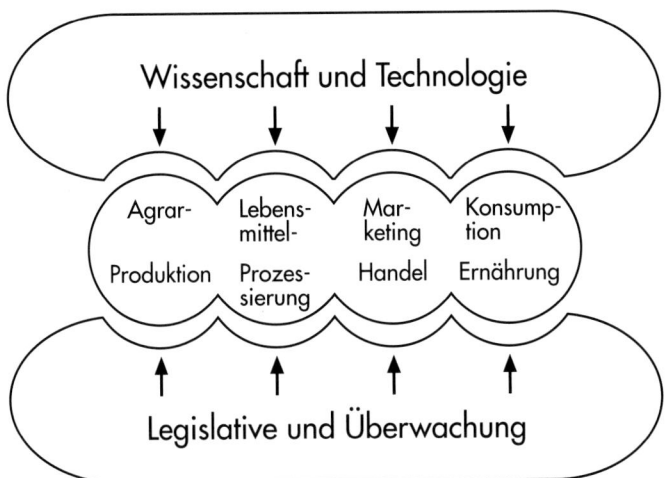

Abb. 8. Jedes der vier Aktivitätsfelder unseres Nahrungsversorgungssystems (Landwirtschaft, Lebensmittelverarbeitung, Nahrungsmittelvermarktung und Konsum) hat seine jeweils eigene Wissenschaft und Technik sowie seine Gesetzgebung und seinen Vollzug.

psychologie, um sie zur Beeinflussung des Konsumverhaltens zu nutzen.

Heute ist die Ernährungswissenschaft ein Konglomerat vieler Wissenschaften des naturwissenschaftlich-medizinischen und nicht minder vieler Wissenschaften des geistes- und sozialwissenschaftlichen Bereiches (Tabelle 2).

Dabei sind zu den naturwissenschaftlich-medizinischen und sozialwissenschaftlichen Fragestellungen auch ökonomische, rechtliche und politische Aspekte hinzugekommen. Die Ernährungswissenschaften wollen heute über die Erkenntnisse der unabdingbaren Grundlagen für die *Nahrungsproduktion*, für den Nahrungsumsatz und für den *Verwertungsvorgang* im menschlichen Organismus hinaus, auch die Aspekte der sozialen, psychologi-

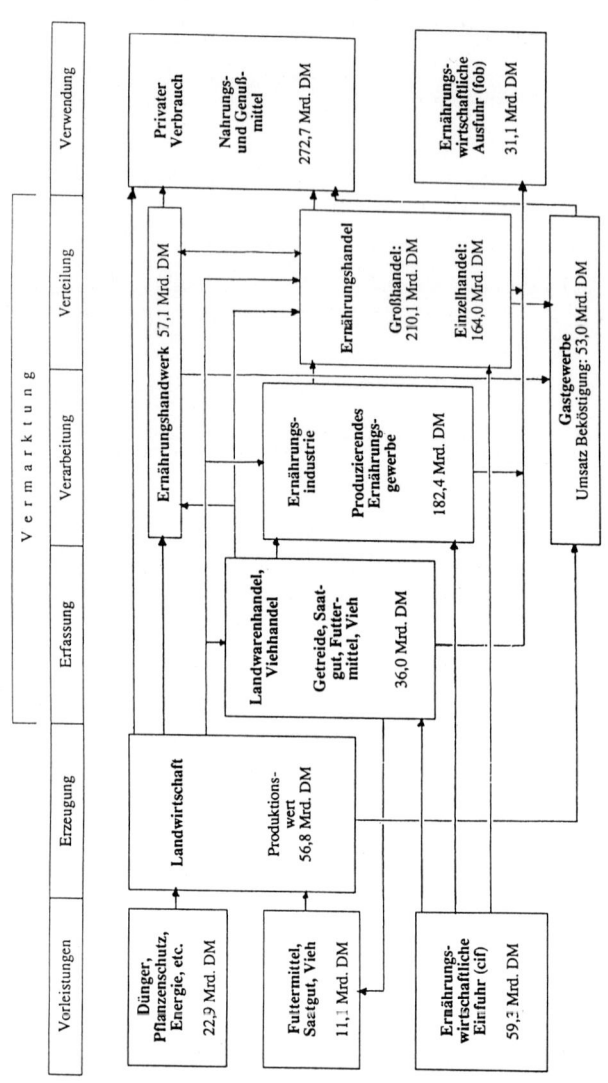

Abb. 9. Die Nahrungsversorgungswirtschaft ist der größte Wirtschaftszweig. Er setzt sich aus einer Vielzahl von Aktivitätsfeldern zusammen.

schen und politökonomischen Bedingungen des *Ernäh-rungsverhaltens* erfassen und wissenschaftliche Daten zur Beeinflussung dieses Verhaltens erarbeiten.

Mit der Entwicklung von der Unterversorgung zur Überversorgung hat sich das Nahrungsversorgungssystem in vier große selbständige Aktivitätsfelder getrennt, die ihre eigene wissenschaftliche Zuarbeit und ihre politische sowie legislative Absicherung haben (Abb. 8): Agrarwissenschaften, Lebensmittelverarbeitungstechnologien, Wirtschaftswissenschaften (mit Marketing) und Ernährungspsychologie (mit Ernährungsverhalten) sind die für die vier Segmente des agrar-industriellen Nahrungsversorgungsystems benennbaren Leitwissenschaften.

Landwirtschaft, Lebensmittelindustrie, Nahrungsmittelgroßhandel und organisierter Konsum haben so ihren jeweils spezifischen Wissenschaftsbereich mit eigenen Ernährungsexperten (Abb. 9).

Die Vielfalt der wissenschaftlichen Grundlagen und die unterschiedlichen wirtschaftlichen Zusammenhänge führen z. T. auch zu recht unterschiedlichen Ernährungsratschlägen. Es schadet deshalb nicht, bei den vielen publizierten Ergebnissen der Ernährungswissenschaft nach der Einbindung der Experten in diese Zusammenhänge zu fragen.

Die Vielfalt der Ernährungskonzepte

Die naturwissenschaftlich begründeten Auffassungen über Ernährung und »richtiges Ernährungsverhalten« sind vor allem in der Deutschen Gesellschaft für Ernährung e. V. (DGE) zu finden. In ihr sind Ernährungsphysiologen, Lebensmittelchemiker, Lebensmittelhygieniker, aber auch andere Ernährungswissenschaftler unter dem vereinenden Grundgedanken zusammengeschlossen, daß Ernährung die Versorgung des Menschen mit der qualitativ vollständigen und quantitativ ausreichenden Menge an *Nährstoffen* ist. Das Hauptinteresse der DGE liegt in der Aufklärung und Beseitigung der fehlernährungsbedingten Krankheiten (»Zivilisationskrankheiten«). Dabei will sie darauf hinwirken, daß Lebensmittel entwickelt und auf den Markt gebracht werden, die nicht dick machen, die alle *Nährstoffe* im rechten Verhältnis zueinander enthalten und die frei von schädlichen Stoffen sind. Hier habe die Ernährungsforschung ihre Aufgabe: Sie müsse Produkte entwickeln, die die Tatsache berücksichtigen, daß der Mensch Fehler begeht, und sie müsse mit diesen Produkten die Fehler ausgleichen.

Aus diesem Wissen und Wollen ergibt sich zwangsläufig die Frage:

»Haben wir wirklich Gründe, unsere Ernährung zu reformieren? .... Denn es gibt doch – darüber besteht wohl kein Zweifel – kein Gebiet der menschlichen Zivilisation oder Kultur, ... welches in den letzten 50 Jahren so große Fortschritte gemacht hat und das wissenschaftlich so exakt fundiert ist, wie das der menschlichen Ernährung. Wir kennen anscheinend nicht nur alle essentiellen Nahrungsstoffe und deren Bedarfsgrößen für jedes Lebensalter, auch in unserem Wissen von deren Intermediärstoffwechsel klaffen kaum noch größere Lücken.

Dringend erforderlich ist (nur) die Einstellung der Kalorienzufuhr auf das Niveau des täglichen Energieverbrauches und des individuellen Bedarfs, und in den meisten Industrienationen eine Reduktion der Fette mit einem hohen Anteil gesättigter Fettsäuren. Bei diesen Bestrebungen helfen auf keinen Fall von Ernährungsaposteln *kreierte* Diätvorschriften und der Ersatz unserer hygienisch einwandfreien und in jeder Hinsicht vollwertigen Kost durch »naturbelassene« Nahrungsmittel.« (Aus: Schreier und Eckert 1977)

Bis heute hat die DGE ihr Ziel, so aufzuklären, daß sich Menschen an die »Empfehlungen für die Nährstoffzufuhr« halten, nicht erreicht.

Deshalb ist die Frage nach wissenschaftlich begründeten Alternativen dringend, sollen die ernährungsbedingten Krankheiten mit ihren hohen sozialen Kosten vermieden werden.

Alternative Ernährungslehren gibt es. Sie grenzen sich von den naturwissenschaftlich-stofflich begründeten dadurch ab, daß sie Lebensmittel ganzheitlicher sehen und diese wie folgt charakterisieren:

Richtige Ernährung hängt nicht so sehr von der substantiellen Zusammensetzung der Nahrung ab, sondern mehr von ihrem ganzheitlichen Erscheinungsbild, das sich aus einer äußeren und inneren Qualität ergibt, die beide auf entwicklungsgerechte Pflege in der Nahrungsproduktion zurückgeführt werden können.

Sie ist mehr als die Summe der einzelnen Bestandteile. Richtige Ernährung ist die weitgehende Konzentrierung auf bestimmte, qualitativ hochstehende Nahrungsmittel und Nahrungsmittelformen und die Vermeidung anderer, weitgehend zergliederter, raffinierter oder behandelter Nahrungsmittel.

Zur Begründung wird angeführt, daß

diese Ernährung für den einzelnen gesünder ist,
ökologische Zusammenhänge erhalten bleiben,
auf diese Weise zur Sicherung der Welternährung beigetragen wird,
so aus Tierschutzgründen verfahren werden muß,
solche Nahrung zum charakterlichen und geistigen Wohlbefinden des Menschen beiträgt.

Die alternativen Ernährungskonzepte sind sich einig

- in der Ablehnung einer rein am Nährstoffdenken orientierten kausalanalytisch begründeten Ernährungslehre,
- in der Ablehnung von industriell erzeugten, verarbeiteten und veränderten Nahrungsmitteln,
- in der Ablehnung einer industriellen Agrarwirtschaft und »Fleischproduktion«.

Die beiden wesentlichsten alternativen Ernährungskonzepte sind die »Vollwerternährung« und die anthroposophisch begründete Ernährungsweise.

Die *Vollwerternährung* mit ihrem einfachen Konzept (»Laßt unsere Nahrung so natürlich wie möglich«) stammt aus einer ganzheitlichen Ernährungsmedizin, die von M. Bircher, W. Kollath, E. Schneider geprägt wurde, um nur einige Namen zu nennen. Sie hatte zum Ziel, auf die Verarbeitung von Lebensmitteln zu Nährstoffen und die durch diese Entwicklung mögliche Gefährdung der Gesundheit hinzuweisen.

Kollath teilte die Nahrung in 6 Wertstufen ein. Zur schlechtesten Wertstufe F (»präparierte Nahrung«), die nicht gewohnheitsmäßig verzehrt werden soll, gehören isolierte und raffinierte Produkte, wie Zucker, Auszugsmehle, Margarine, Vitamin- und Mineralstoffpräparate.

Heute hat sich die »Vollwerternährung« zu einem im Detail ausgearbeiteten, professionellen Ernährungskonzept entwickelt, das wesentliche Elemente der Kollathschen Vorstellungen erhalten und einige fehlerhafte Annahmen beseitigt hat. Leider wird das Konzept durch einen missionarischen und berufsständischen Ernährungsberatungsverband (»Ökotrophologen«) vertreten, der das Expertenbewußtsein zu pflegen versucht und sich deshalb antiemanzipatorisch den Nährstoffvorstellungen der DGE nähert (auf ausreichende Nährstoffversorgung achten: frage den Experten).

Die *anthroposophisch begründete Ernährungslehre* vermeidet es weitgehend, allgemeingültige Ernährungsprinzipien aufzustellen. Sie wird damit dem Prinzip der Individualität gerecht, erschwert aber eine Beurteilung und Nachvollziehbarkeit. Darüber hinaus benutzt sie naturwissenschaftlich verwendete Begriffe in anderem Kontext.

Es geht ihr darum, »das Denken auf Realitäten, nicht auf Abstraktionen anzuwenden, ... das *Wesen* der Substanz darzustellen«.

Aus der Wesenserkenntnis der Nahrungsmittel wird deren spezifische Auswirkung auf das Wesen des Menschen abgeleitet. Aufgrund einer Dreigliederung der Pflanzennahrung (in Wurzel, Stengel mit Blättern und Blüten mit Früchten) oder der Nahrungsabfolge (Tier, Pflanze, Mineral) wird in Analogie zur Dreigliedrigkeit des Menschen (Kopf, Leib und Glieder) eine Hilfestellung zur Nahrungswahl geboten. Zum Beispiel kann ein Mensch mit momentaner starker Kopflastigkeit diese durch (vereinfacht) eine Ernährung mit Früchten, Blüten, Samen oder durch Weglassen von Wurzelgemüsen »kompensieren«.

Eine Besonderheit ist die Siebengliederung bei den Getreidearten. Obwohl die folgende Anordnung hauptsächlich geographisch gemeint ist, macht sie durch die jeweiligen, regional als unterschiedlich angenommenen Mentalitäten auch eine Charakterisierung und Zuordnung der einzelnen Getreide möglich.

		Hafer		
Mais	Roggen	Weizen	Gerste	Reis
		Hirse		

In Anknüpfung an die klassische Humoralpathologie wird der *Reis* dem Osten und dem Phlegmatiker zugeordnet, der *Mais* dem Westen und Melancholiker. Ganz eurozentrisch liegt dann der Weizen in der »harmonischen« Mitte.

Der Weizen »verkörpert« in reiner Weise die Eigenschaften der hochgezüchteten Gramineen. Der Mehlkörper ist nicht so stark durchmineralisiert wie bei der Gerste. Die mineralischen Prozesse sind stärker auf die Randschichten beschränkt, wo auch das Eiweiß angereichert ist.

Weizen könne zur Entartung der Ernährungssitten beitragen, denn er allein gestatte die Herstellung immer feinerer Mehlarten. Unbesonnen und im Übermaß konsumiert, bedrohe er die Völker. Er bewirke dort eine Abwendung von der herkömmlichen Art vollwertiger Getreidenahrung.

Weitere Nachteile des Weizens lägen darin, daß er zu hohen Erträgen gesteigert werden kann, mit entsprechenden Qualitätseinbußen und notwendigen Pflanzenschutzmaßnahmen.

Auf die vielen Möglichkeiten, die die Getreideernährung bietet, wird hingewiesen. Ausgehend von Behandlungsmethoden, wie Quellen, Schroten, Darren, Kochen, zum Würzen und Kombinieren mit diversen Gemüsen lassen sich insgesamt ausgeglichene Mahlzeiten erreichen.

Verglichen mit dem Getreideteil eines Dr. Oetker-Schulkochbuches ergibt sich eine interessante und vielfältige Ergänzung des Getreide-Ernährungsspektrums, über die gängigen Nudel- und Weißmehlgerichte hinaus.

Die biologisch-dynamische Landwirtschaft, die auf den anthroposophischen Gedanken beruht, ist auf Nachhaltigkeit und Boden- und Tiergesundheit hin ausgerichtet. Unter dem Schutzzeichen Demeter werden unter

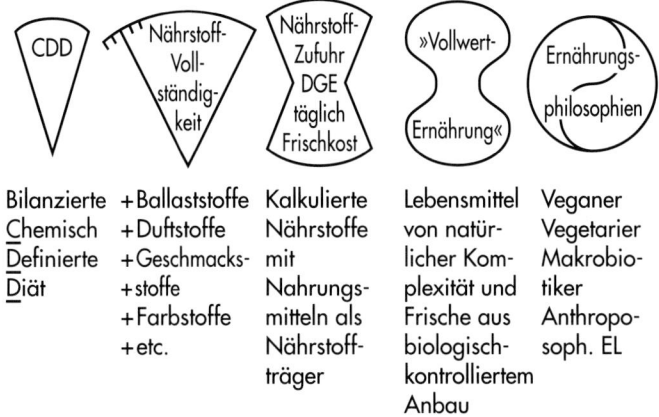

CDD	Nährstoff-Voll-ständig-keit	Nährstoff-Zufuhr DGE täglich Frischkost	»Vollwert-Ernährung«	Ernährungs-philosophien
Bilanzierte Chemisch Definierte Diät	+Ballaststoffe +Duftstoffe +Geschmacks- +stoffe +Farbstoffe +etc.	Kalkulierte Nährstoffe mit Nahrungs-mitteln als Nährstoff-träger	Lebensmittel von natür-licher Kom-plexität und Frische aus biologisch-kontrolliertem Anbau	Veganer Vegetarier Makrobio-tiker Anthropo-soph. EL

Abb. 10. Gegenwärtig abgrenzbare Ernährungskonzepte: von dem Konzept der chemisch definierten Diät (CDD) bis zur Vorstellung der Veganer oder der Makrobiotik.

strenger Kontrolle Nahrungsmittel erzeugt, deren Qualität nicht anzuzweifeln ist.

Wenn hier die Ernährungskonzepte der DGE und der Vollwerternährung als Extreme und Gegensätze dargestellt werden, auch wenn sie sich gegenwärtig aufeinander zubewegen, so darf nicht verschwiegen werden, daß ein noch weit extremeres Konzept eine kommerzielle Nische besetzt hat und erfolgreich Kasse macht: das Konzept der »chemisch definierten Diät«, besser noch »bilanzierten chemisch definierten Diät«. Dieses Konzept ist im Auftrag der NASA in den 60er Jahren entwickelt worden, damit Astronauten sich möglichst lange im Weltraum ohne Fäkalienanfall ernähren können und trotzdem fit bleiben. Aus dieser Forschung sind wichtige Erkenntnisse zur künstlichen Ernährung von Patienten auf Intensivstationen gesammelt worden (Astronauten haben sich dieser Ernährung allerdings verweigert). Heute werden die unglaublichsten Mischungen von Pulvern als Fitnessnahrung in Sportstudios oder als Slimkuren in Apotheken angeboten. Dabei sind die Pulver mit Duft-, Farb- und Geschmacksstoffen angereichert, weil kein Mensch sich sonst überwinden könnte, diese Mischungen zu schlukken.

Eine schematische Darstellung (Abb. 10) der verschiedenen Ernährungskonzepte soll noch einmal Hilfestellung für den Vergleich geben und so lange im Gedächtnis bleiben, bis das Kapitel »Biologie der Ernährung« gelesen ist und die Frage aufkommt, wie Lebensmittel aufgrund der biologischen Erfordernisse beschaffen sein müssen.

Biologie der Ernährung

8 Alle Lebewesen ernähren sich

Alle Lebewesen ernähren sich. Sie ernähren sich, weil sie zur Aufrechterhaltung ihres inneren Gleichgewichts, das man als Homöostase bezeichnet, und für ihre Lebensäußerungen einen ständigen Zustrom von Energie und Materie aus ihrer unmittelbaren Umwelt benötigen. Die Biologie unterscheidet die Lebewesen nach ihrer Fähigkeit, unterschiedliche Quellen für diese Energie zu nutzen. Danach gibt es sogenannte *autotrophe* Organismen, die wie die höheren Pflanzen mit der Strahlungsenergie der Sonne über die *Photosynthese* oder wie einige Mikroorganismen mit der Energie von Redoxreaktionen anorganischer Moleküle über die *Chemosynthese* zu leben vermögen. Und es gibt *heterotrophe* Organismen, die auf pflanzliche oder tierische Nahrung angewiesen sind.

Mit der Einteilung in autotrophe Pflanzen und heterotrophe Organismen ist die Vielfalt der Lebensweisen hinsichtlich der Ernährung jedoch nicht vollständig erfaßt. Schon bei den kleinsten Lebewesen, den Mikroorganismen oder Mikroben zeigen sich verschiedenste Ernährungsweisen. Diese Kleinstlebewesen sind in der Regel nur mit dem Mikroskop sichtbar und einzellig. Sie lassen sich in zwei große Gruppen einteilen:

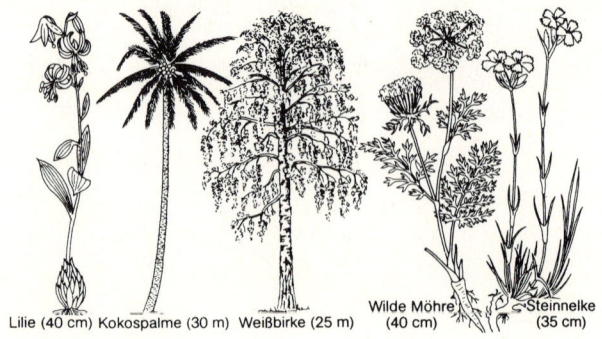

Lilie (40 cm) Kokospalme (30 m) Weißbirke (25 m) Wilde Möhre (40 cm) Steinnelke (35 cm)

Abb. 11a. Bedecktsamer.

250.000 Arten Land- und Wasserpflanzen. Samenanlagen sind vom Fruchtknoten, der von den Fruchtblättern gebildet wird, eingeschlossen. Kräuter, Bäume und Sträucher oft mit auffälligen Blüten. Samen bilden mit den Fruchtblättern häufig eine Frucht.

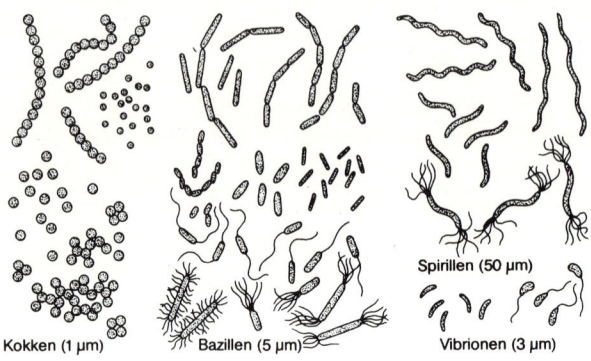

Kokken (1 µm) Bazillen (5 µm) Spirillen (50 µm) Vibrionen (3 µm)

Abb. 11b. Bakterien.

2.000 Arten. Weltweit verbreitet. Einfach gebaute Zellen ohne Zellkern. Meist einzellig, sehr klein, kugelstäbchen-, komma- und korkenzieherförmig. Fast immer mit einfachen Geißeln.

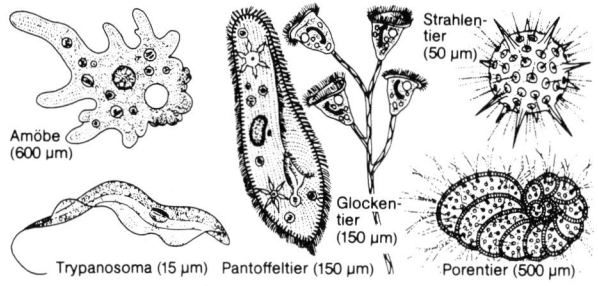

Abb. 11c. Einzellige Tiere.

20.000 Arten. Wasserlebende Tiere oder Parasiten. Körper aus nur einer Zelle. Wichtigste Gruppen: Geißelträger (Trypanosoma), Wurzelfüßer (Amöbe), Porentiere, Sonnentiere, Strahlentiere, Sporentiere (Malariaerreger), Wimpertiere (Pantoffeltier, Glockentier).

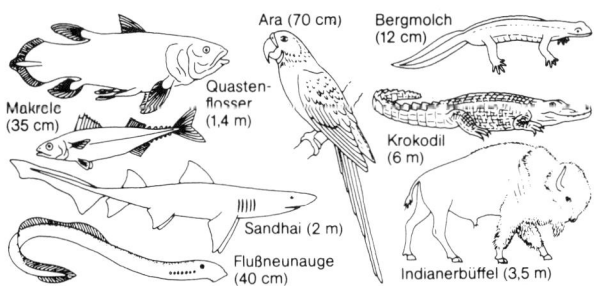

Abb. 11d. Wirbeltiere.

58.000 Arten. Besiedeln alle Lebensräume. Grundbauplan mit einem in Kopf, Rumpf und Schwanz gegliederten Körper. Innenskelett mit Wirbelsäule. Meist zwei Paar Gliedmaßen. Kiemen- oder Lungenatmung, geschlossener Blutkreislauf. Wichtigste Gruppen: Fische, Lurche. Kriechtiere, Vögel, Säugetiere.

- Einzeller, die in ihrer zellulären Struktur einen Zellkern haben, die *eukaryotischen* Mikroorganismen. Zu ihnen gehören z. B. einzellige Algen, Pilze und Urtierchen.
- Einzeller, die keinen Zellkern haben, die *prokaryotischen* Mikroorganismen, wie die Bakterien oder Blaualgen, wobei letztere richtiger Cyanobakterien heißen.

Es gibt sehr viele Arten von Mikroorganismen, und sie sind in der Natur weit verbreitet (Abb. 11). Man findet sie in Böden, in Gewässern, in der Luft und in und auf anderen Organismen. Hinsichtlich ihrer Ernährung sind Mikroorganismen durch vielfältige Möglichkeiten gekennzeichnet. Die meisten Mikroorganismen leben *heterotroph* von Abfällen: abgestorbenen organischen Materialien oder organischen Ausscheidungen tierischer oder pflanzlicher Herkunft. Andere Mikroorganismen leben *autotroph*, assimilieren also Kohlendioxid über die Nutzung von Sonnenlicht (Photoautotrophie über bakterielle Photosynthese) oder über die Nutzung der Energie aus der Oxidation anorganischer Verbindungen (Chemosynthese). Verschiedene Mikroorganismen können ohne Sauerstoff oder unter Sauerstoffausschluß leben, indem sie ihre Stoffwechselenergie aus dem Prozeß der Gärung beziehen. Und bedeutende Mikroorganismen sind solche, die den Stickstoff der Luft binden und ihn in für Pflanzen nutzbare Formen überführen können.

Die Mikroorganismen haben eine sehr wichtige Funktion im Kreislauf der Stoffe in der belebten Natur. Indem sie organische Materie zu anorganischen Stoffen abbauen, vermitteln sie über diesen Vorgang der »Mineralisation« den autotrophen Organismen wichtige Lebensmittel. Es ergibt sich ein Lebenszusammenhang zwischen autotrophen, heterotrophen und destruierenden Organismen (siehe Kapitel 9).

Wenden wir uns den heterotrophen tierischen Organismen zu, so sehen wir die unterschiedlichsten Arten der Nahrungsaufnahme und Nahrungswahl.

Nahrungsaufnahme

Die im Wasser lebenden *Strudler* erzeugen zur Nahrungsbeschaffung mit ihren Wimpern einen Wasserstrom, der im Wasser schwebende Kleinnahrung an und in den Körper strudelt, wie dies Pantoffeltierchen, Rädertierchen, Meeresborstenwürmer, Muscheln und Lanzettfischchen tun. Manchmal helfen Schleimabsonderungen, die Nahrung zu binden, und vielfach ist der Nahrungswasserstrom zugleich auch der Atemwasserstrom.

Ebenfalls aus dem Wasser können *Filtrierer* ihre Nahrung dadurch entnehmen, daß sie ihre Filter-, Reusen- und Seihvorrichtungen für das Zurückhalten von Nahrungspartikeln nutzen, wie Felchen mit ihren Kiemenfiltern, Enten, Gänse, Schwäne und Flamingos mit ihren Seihschnäbeln und Bartenwale mit ihren Barten.

Im Meer lebende *Taster* suchen mit Hilfe ihrer Tentakeln und Siphonen ihre Umgebung nach Nahrung ab.

Wühlfresser leben im Wasser, Boden oder in sich zersetzenden Stoffen im Sediment, im Kompost etc. und nehmen Nahrung aus dem umgebenden Substrat auf, wie Regenwürmer, Meeresborstenwürmer, Seegurken, Krabben oder die zu den Fischen gehörenden Meeräschen.

Weidegänger vermögen mit ihren Mundwerkzeugen Nahrung abzureißen, abzubeißen, abzuraspeln und meist auch noch mechanisch zu zerkleinern, wie Landschnecken, viele pflanzenfressende Insekten, algenabweidende Seeigel, Fische, Nager und Huftiere.

Sammelnde Tiere nehmen pflanzliche oder auch tierische Nahrung aus ihrer Umgebung auf, ohne zu jagen. Die Mundwerkzeuge sind hierfür oft als Kegelschnäbel oder Sondenschnäbel spezialisiert, und vielfach sind Kropfbildungen und Sammelmägen entwickelt. Die Nahrung wird meist gar nicht oder nur sehr grob zerkleinert, wie bei Hühnervögeln, Schnepfen und Meisen.

Jäger spüren ihre Beute auf, belauern und verfolgen sie. Hierfür sind Sinnesorgane entwickelt, schnelle Bewegungsmöglichkeiten und wirksame Greiforgane oder Gebisse vorhanden. Zu ihnen gehören Raubtiere, Fledermäuse, Greifvögel, Schlangen, Wolfsspinnen, Libellen, Raubwanzen, Laufkäfer, Vielfüßer und auch einige Nematoden. *Lauerjäger* suchen ihre Nahrungsbeute nicht, sondern erwarten sie von ihrem Standort aus, wie die Gottesanbeterin. *Fallensteller* nutzen körpereigene oder fremde Hilfsmittel zum Fang der Beute, wie Netze der Webespinnen, Schleimnetze bei Wurmschnecken, Fangnetze bei Köcherfliegenlarven, Trichter bei Ameisenlöwen oder Schleuderzungen bei Fröschen und Chamäleons.

Leckende Tiere nehmen Flüssigkeiten auf oder lecken mit ihrer Zunge kleine Beutetiere auf. Zu ihnen gehören die Bienen, Schmetterlinge, Kolibris, Honigsauger, Papageien, Spechte, Flughunde, Ameisenbären und Gürteltiere.

Sauger und *Stechsauger* stechen Pflanzen oder Tiere an und entnehmen Blut, Lymphe oder Pflanzensäfte. Zu ihnen gehören viele Schmarotzer, wie Saugwürmer, Rundwürmer, Blutegel und Insekten (Blattläuse, Zikaden, Wanzen, Flöhe, Zweiflügler), Zecken und Neunaugen.

Diese zum Teil spektakuläre Vielfalt der Nahrungsaufnahme tierischer Organismen ließe sich durch verschiedene Formen der Nahrungsbeschaffung bei pflanzlichen und mikrobiellen Organismen ergänzen. Wer kennt nicht die Sonnentau-Gewächse, krautige, fleischfressende Pflanzen, deren Blätter verschiedene Einrichtungen zum Fangen und Verdauen von kleinen Tieren haben. Oder die Mistelgewächse auf Laub- oder Nadelbäumen, die mit ihren 1.400 Arten als Halbschmarotzer parasitieren. Beim näheren Hinsehen erweist sich diese Ernährung aber nicht als Art der Nahrungs*aufnahme*, sondern als Art der Nahrungs*wahl*.

▓ Nahrungswahl

Ist die Nahrung lebende organische Substanz, werden die Esser oder Fresser dieser Nahrung als *Biophagen* bezeichnet. Ist diese lebende organische Substanz ausschließlich pflanzlicher Art, sind die entsprechenden Biophagen *Phytophagen*, ist sie ausschließlich tierischer Art, nennt man sie *Zoophagen*.

Nicht mehr lebende, frische, sondern abgestorbene organische Substanz, die im Verfall begriffen ist, wird von *Nekrophagen* gefressen. Nekrophage Tiere ernähren sich meist von bereits in Zersetzung begriffenen Organismen (*Saprophagen*) oder fressen Kot (*Koprophagen*).

Nehmen Organismen sowohl tote als auch lebende pflanzliche oder tierische Nahrung auf, werden sie als *Omnivoren* bezeichnet. Ausschließlich lebende pflanzliche und tierische Organismen Verzehrende heißen *omnivore Biophagen*.

Auf Pflanzen spezialisierte *Phytophagen* lassen sich hinsichtlich der Art der Nahrung weiter aufgliedern in *Phytoepisiten*, wie es z. B. weidende Huftiere sind, oder *Phytoparasiten*, wie z. B. Blattläuse als *Ekto*parasiten oder die Larve des Apfelwicklers als *Endo*parasiten.

Auf Tiere als Nahrung spezialisierte *Zoophagen* kann man ebenso in *Episiten* (Räuber) und *Parasiten* (Schmarotzer) unterteilen.

Soll die Eigenart der Nahrung innerhalb der Phytophagen eindeutiger herausgestellt werden, dann differenziert man in

Herbivore:	reine Krautfresser,
Fruktivore:	Fruchtfresser,
Myzetophage:	Pilzfresser,
Xylophage:	Holzfresser;

bzw. bei den Zoophagen in

Karnivore:	Fleischfresser,
Insektivore oder *Entomophage*:	Insektenfresser,
Hämophage:	Blutsauger.

Diese definierten Ernährungsweisen einzelner Organismenarten sind von Bedeutung für die Ausprägung von Ernährungsweisen in Form der Nahrungsketten und Nahrungsnetze und für die Einordnung des Menschen als sich ernährendes Wesen.

9 Nahrungsketten – Nahrungsnetze

Leben beruht auf Leben. Die autotrophe, heterotrophe und destruierende Lebensweise der Organismen steht nicht isoliert nebeneinander. Es bilden sich Nahrungsketten, von den Pflanzen als »Primärproduzenten« über die Pflanzenfresser und Raubtiere als »Konsumenten« bis hin zu den Bodenorganismen als »Destruenten«, die die Biomasse pflanzlicher und tierischer Herkunft mineralisieren und wieder pflanzenverfügbar machen (Nahrungskreislauf).

Die große Vielfalt der Wechselbeziehungen zwischen den Lebewesen (Biosen) wird, insbesondere wenn sie auf die Ernährung bezogen wird (Trophobiosen), adäquater als funktionales System verstanden und als »Nahrungsnetz« bezeichnet (Abb. 12).

Die realen Beziehungen der am Nahrungsnetz beteiligten Organismen entsprechen ganz unterschiedlichen trophischen Niveaus (Nahrungsebenen). Im einfachsten Fall läßt sich dies an einer Nahrungskette als Ausschnitt dieses Netzes deutlich machen: Grünpflanzen sind Nährsubstrat für ein pflanzenfressendes Insekt (Phyto-phage), dieses für ein Raubinsekt (Prädator I), dieses für einen Insektenfresser (Prädator II), dieser für einen mittelgroßen Raubsauger (Prädator III) und dieser für ein Großraubtier (Prädator IV).

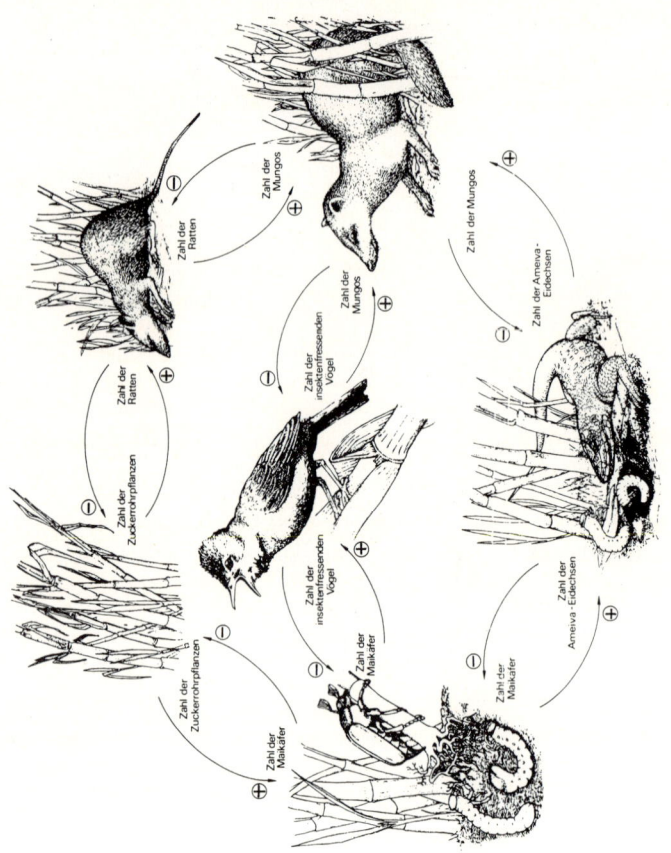

Abb. 12. Nahrungsnetz zwischen verschiedenen Lebewesen.

Mit dieser Aufeinanderfolge von unterschiedlichen trophischen Ebenen kann man auch erkennen, daß die jeweils auf einer Ebene beteiligte Organismen*zahl* mit jeder höheren Ebene abnimmt. Gleichzeitig nimmt die durchschnittliche *Größe* der jeweils beteiligten Prädatoren zu. Gerne wird diese Aufeinanderfolge von Trophie-Ebenen als *Nahrungspyramide* dargestellt, was anschau-

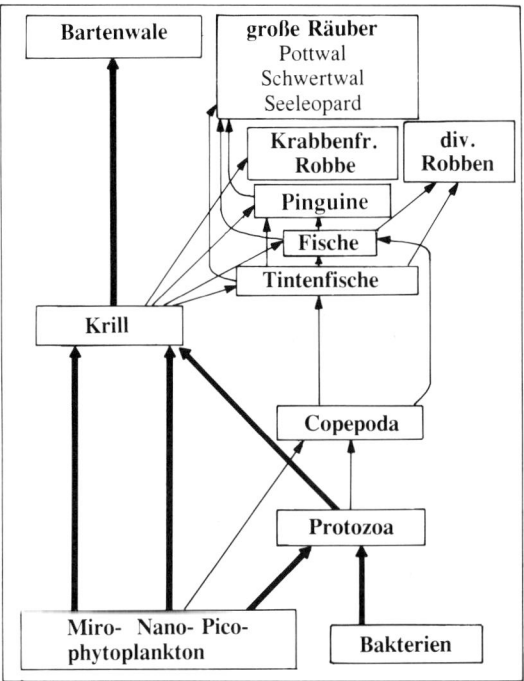

Abb. 13. Stark vereinfachtes Nahrungsnetz im Meer. *Dicke Pfeile* dominante Freßbeziehungen vor der Dezimierung der Wale; *dünne Pfeile* andere Freßbeziehungen.

lich ist, aber den Nachteil hat, daß die in einer solchen Pyramide bestehenden Verknüpfungen zu einem Nahrungsnetz, sowohl innerhalb einer Trophie-Ebene als auch über Trophie-Ebenen hinweg, ausgeklammert bleiben (Abb. 13).

In diesem Nahrungsnetz kommen nun alle jenen Ernährungsweisen zum Zuge, die im Kapitel 8 in kurzer Form vorgestellt wurden.

Neben Pflanzen, Pflanzenfressern und Räubern sind auf jeder der Trophie-Ebenen zusätzlich noch Parasiten und Hyperparasiten eingeschaltet. Nekrophagen (Aasfresser), Koprophagen (Kotfresser), Primär- und Sekundärzersetzer (die Mikroorganismen) sorgen in jeder Ebene für die Verwertung organischer Materie und sind selbst wieder Grundlage für das Dasein entsprechender Parasiten und Räuber. Auf diese Weise wird der Grad der Verknüpfung innerhalb des Nahrungsnetzes außerordentlich hoch. Im dichten Nahrungsnetz an der Basis der Nahrungspyramide anzusiedelnde Organismengruppen können sich funktionell oft ersetzen, so daß Verluste bestimmter Arten ausgeglichen werden können. Für an der Spitze von Nahrungspyramiden einzuordnende Endglieder von Nahrungsketten (z. B. Großraubtiere) werden Störungen in der Kette zu einer großen Bedrohung, vor allem dann, wenn sie auf spezielle Futter- und Wirtsarten angewiesen sind.

Organismen, die auf ganz spezielle Futterarten angewiesen sind, nennt man *Monophagen*, wenn es sich um eine eng umschreibbare Gruppe von Nahrungskandidaten handelt, spricht man von *Oligophagen*.

Monophag und oligophag lebende Organismen kann man als stenophage Organismen zusammenfassen, wobei stenophag (stenos = eng; phagein = fressen) eine Ernährungsweise mit sehr enger Auswahl von Nahrung meint. Beispielsweise ist der Koala-Bär, ein Beutelbär Ost-Australiens, auf die Laubblätter einer Reihe von Eukalyptusbäumen angewiesen, wenn er überleben soll.

Ein breiteres Nahrungsspektrum haben *euryphage* Organismen, die sich von einer Vielzahl von Nahrungskomponenten ernähren können. Allesfresser sind dann *pantophage* oder *omnivore* Organismen. Wenn sie wirklich alles fressen können, also als extreme Allesfresser sowohl Pflanzen, Pilze, Tiere und auch deren Kadaver

(Aas) fressen können (wie das Schwein), dann sind das echte omnivore oder pantophage Organismen.

Der Mensch gehört eindeutig *nicht* zu diesen extremen Allesfressern.

10 Der Mensch als omnivorer Biophage

Der Mensch kann in der Systematik des Nahrungsnetzes als biophager Omnivore eingeordnet werden: Er ist ein Allesfresser, der sich im Laufe seiner Entwicklung aus einer großen und reichhaltigen Palette pflanzlicher und tierischer Nahrungsmittel zu versorgen vermochte (Abb. 14). Aber, wie die Eingrenzung auf *bio*phager Omnivore schon andeutet, kann er sich nicht, wie z. B. das Schwein, auch mit bereits totem Nährsubstrat, Abfall und Aas ernähren, das der Verwesung unterliegt, weil es ihm seine sinnesphysiologische und immunologische Ausstattung geradezu verbietet, Kadaver und Verwesendes anzurühren. Er benötigt Frisches, frische Lebensmittel, er ist ein *Biophage* und kein Nekrophage. Es war die Allesfresserfunktion des Menschen, die ihm die in der Evolution erfolgreiche Rolle zuwies, in jedem Teil der Erde überleben zu können, wo auch Lebensgrundlagen für andere Lebewesen, wie Pflanzen, bestanden. Die grundsätzliche Vielseitigkeit seiner Ernährung hat den Menschen in den Stand versetzt, überall dort Lebensräume mit zu besiedeln, wo es irgendeine Art pflanzlichen und damit oft tierischen Lebens gab.

Ökologisch gesehen kann sich der Mensch deshalb in seiner Nahrungswahl mehr am Anfang einer Nahrungskette (*herbivor* als Vegetarier) oder mehr zum Ende

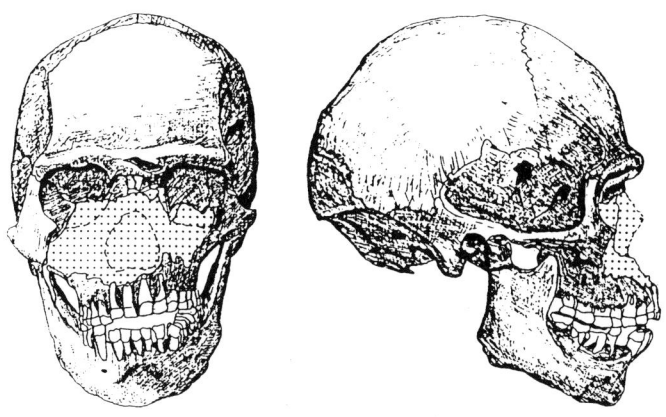

Abb. 14. Kopf eines Cro-Magnon-Menschen mit Omnivorengebiß.

hin (*carnivor* als Fleischfresser) einordnen. Die großen menschlichen Gemeinschaften der Erde haben sich in ihrer Entwicklung auf vornehmlich *pflanzliche* Nahrung, insbesondere Getreidearten, gestützt. Heute leben etwa drei Viertel der Menschen von pflanzlicher Kost. Dies liegt überwiegend an den zur Verfügung stehenden Nahrungsressourcen, hat z. T. aber auch kulturelle und religiöse Gründe. In der Bundesrepublik Deutschland wird die Zahl der Vegetarier auf etwa 500.000 geschätzt. Vegetarier essen neben pflanzlicher Kost auch Eier und Milch aus tierischem Ursprung. Daneben gibt es vermutlich rund 50.000 *Veganer*. Veganer verzichten vollkommen auf Kost tierischen Ursprungs und meiden neben Milch und Eiern sogar Honig, weil alle drei Produkte ja von Tieren stammen.

Überwiegend von tierischer Nahrung leben z. B. die grönländischen Eskimos oder die Maoris Neuseelands. Sowohl die extrem auf pflanzliche Nahrung beschränkte Ernährung der Veganer als auch die weitgehend aus tierischer Kost aus Fisch und Fleisch bestehende Versorgung

83

der Maori kann dem Nahrungsbedarf des Menschen genügen, wenn die bevorzugten Lebensmittel biologisch
»gewachsene« Strukturen sind und die Ernährung nicht
einseitig ist.

Extrem einseitig ist z. B. eine Ernährung, wenn sie
nur auf Getreidekörnern basiert. Getreidekörner, in sich
embryonale Stadien ganzer Getreidepflanzen, haben
zwar eine vielseitige und wertvolle Nährstoffzusammen-
setzung, die aber als alleinige Ernährung auf Dauer zu
unausgewogen wäre, weil die Proteine im Speichergewe-
be des Getreides nicht alle notwendigen essentiellen Aminosäuren in hinreichendem Ausmaß enthalten. Dies bedeutet im übrigen nicht – wie es z. T. noch in ernährungswissenschaftlichen Lehrbüchern behauptet wird –, daß
pflanzliches Eiweiß generell weniger wert wäre als tierisches.

Was macht den Menschen
zum omnivoren Biophagen?

Spätestens seit Mondino de Luzzi, dem Professor
der Anatomie im mittelalterlichen Bologna, der erstmals
öffentlich in einem Hörsaal einen menschlichen Leich-
nam öffnete, gibt es eine Vorstellung über den enormen
Aufwand, den das menschliche Wesen im Verlauf der
Evolution für die Auseinandersetzung mit seiner nährenden Umwelt hat entwickeln müssen: einen Bewegungs-
und Sammlungsapparat von hoher Leistungsfähigkeit,
ein Gebiß mit 32 Zähnen beim vollbezahnten Erwachsenen, einen Magen-Darm-Trakt, der mit einer Länge von
nahezu 8 m nicht nur ein bloßes Verteilungs- und Versor-
gungssystem darstellt, sondern ein hochkomplexes phy-
siologisches *Erschließungssystem* für Nahrung ist. Dabei
wirken eine Reihe von Teilleistungen zusammen, die im
folgenden näher betrachtet werden sollen:

- die sensorische Lebensmittelerkennung und -prüfung,
- die Nahrungserschließung und -verdauung,
- die mikrobielle Symbiose mit den Darmbakterien und
- eine flächenreiche Darmschleimhaut als hochleistungsfähiges Immunorgan.

11 Sinne und Nahrung

Die Physiologie ist die Wissenschaft von den Leistungen und Funktionsweisen der Lebensvorgänge. Sie hat die vielfältigen Fähigkeiten des Menschen, mit denen er Lebensmittel mit seinen *Sinnen erfaßt* und sie sich durch *Verdauung erschließt*, im Detail analysiert.

Um Nahrung in ihrer Qualität zu beurteilen, besitzt der Mensch *Sinnesorgane* für Geschmack, Geruch, Aussehen und Konsistenz (Abb. 15). Die Erschließung der Lebensmittel erfolgt durch den *Verdauungstrakt*, der Aufgaben der Zerkleinerung, Verflüssigung, Trennung und Aufnahme in den funktionell hintereinander geschalteten Teilen, Mundhöhle, Magen, Dünn- und Dickdarm, erfüllt. Beide von Natur aus komplexen Leistungen des sensorischen Erkennens und des physiologischen Erschließens sind hervorragend an die Komplexität der Nahrung angepaßt. Diese Leistungen müssen durch entsprechende Nahrungswahl auch abgefordert werden, damit der Organismus funktionsfähig und damit »gesund« erhalten wird.

Die Sinne sind die Voraussetzung für die *Akzeptanz* von Nahrung, für den *Genuß* beim Essen, für das *Wohlbefinden* nach dem Essen.

Wer die Akzeptanz für Lebensmittel verbessern, den Genuß erhöhen, das Wohlbefinden vermitteln will, versucht deshalb die Sinne zu beeinflussen. Die tägliche

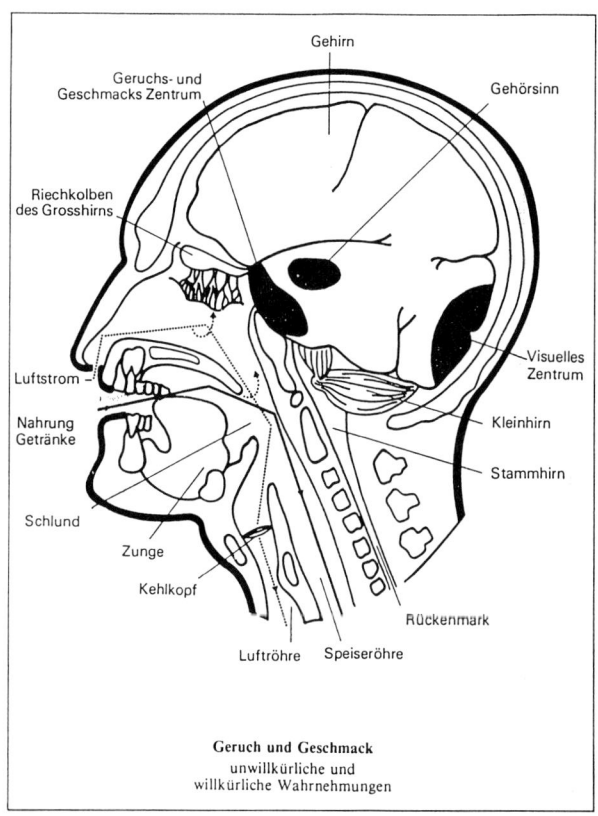

Gehirn

Geruchs- und
Geschmacks Zentrum

Gehörsinn

Riechkolben
des Grosshirns

Luftstrom

Visuelles
Zentrum

Nahrung
Getränke

Kleinhirn

Stammhirn

Schlund

Zunge

Kehlkopf

Rückenmark

Luftröhre   Speiseröhre

Geruch und Geschmack
unwillkürliche und
willkürliche Wahrnehmungen

Abb. 15. Für die Geschmacks- und Geruchs-Wahrnehmung wichtige anatomisch-morphologische Strukturen.

Umlenkung von Sinneserfahrung durch Aromen, Farbstoffe, Geschmacksverstärker für Produkte, die die natürliche Sinnesbarriere nie durchlassen würde, ist mit Ursache dafür, daß unausgewogene, auf Dauer krankmachende Ernährung sich überhaupt in der heute dominierenden Form hat durchsetzen können.

Diese These soll durch die Analyse und Darstellung der Funktion der Sinne und ihrer Manipulationsmöglichkeiten nachvollziehbar werden.

Die Funktion der Sinne

Erstaunlicherweise trifft der Mensch als rationales Wesen seine Auswahl von Lebensmitteln aus dem Angebot, das auf dem heutigen Markt zur Verfügung steht, vornehmlich anhand von Kriterien, die er mit seinen *Sinnen* erfassen kann. Obwohl er durch Wissen und Erfahrung in der Regel begründete Entscheidungshilfen für den Einkauf von Lebensmitteln mit sich bringt, läßt er sich doch weitgehend von seiner »Sensorik« leiten. Die fünf klassischen Sinne für »Sehen, Riechen, Schmecken, Tasten und Hören« geben ihm in der Regel mehr Entscheidungssicherheit als Tabellen mit ernährungsphysiologischen Daten. Jeder erkennt mit seinen Sinnen rasch, was frisch ist, was appetitlich aussieht, sich knackig anfühlt und reif riecht.

Sinneseindrücke geben also Anhaltspunkte für Sicherheit, Frische, Verträglichkeit und damit für die Qualität von Lebensmitteln.

Die Verarbeitung von Sinneseindrücken

Die menschliche Ausstattung mit Sinnesorganen ermöglicht die Aufnahme ganz unterschiedlicher Sinneseindrücke (»Signale«). So kann physikalische Energie in Form von Schallwellen über das auditorische System des *Hörens* erfaßt werden, oder in Form von elektromagnetischen Wellen als Licht über das visuelle System des *Se-*

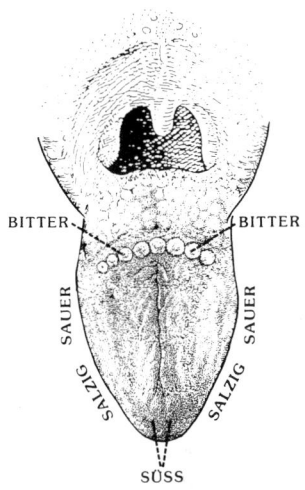

Abb. 16. Auf der Zunge für die Geschmacksempfindung verant-
wortliche Regionen für bitter, salzig, sauer, süß.

hens. Auch chemische Stoffe wirken als Signale und lösen
z. B. Geschmacks- oder Geruchsempfindungen aus (Geschmacksstoffe und Duftstoffe oder Aromen). Darüber-
hinaus gibt es den Tastsinn, den Temperatursinn und das
Schmerzempfinden. Alle diese Sinneseindrücke spielen
auch im Umgang mit Lebensmitteln oder Speisen eine
Rolle, wenn es beispielsweise um Zartheit und Saftigkeit
von zubereitetem Fleisch, um die Kruste frisch gebacke-
nen Brotes, den sanften Schmelz von Schokolade oder
einen knackigen Apfel geht. Sie erzeugen gemeinsam die
individuell erfaßte sensorische Qualität einer Speise oder
eines Lebensmittels.

Die Wahrnehmung von Reizen und Signalen erfolgt
über Sinneszellen, die auf eine jeweils spezifisch bestimmte Reizart ansprechen und durch davon unterschiedene
Reizarten nicht anregbar sind. So sind die Härchen der
Sinneszellen im Innenohr anregbar durch Schallwellen,

ist die Netzhaut des Auges anregbar durch Licht, die Sinneszellen der Geschmacksknospen der Zunge sind empfindlich für gustatorisch wirksame Stoffe, die die vier Grundgeschmacksarten induzieren (süß, sauer, bitter, salzig) (Abb. 16), die Sinneszellen der Riechschleimhaut im hinteren Rachenraum aufnahmefähig für Aromen und Duftstoffe.

Die Anregbarkeit, Empfindlichkeit und Aufnahmefähigkeit aller Sinneszellen beruht auf der Wechselwirkung mit auf der Oberflächenmembran dieser Sinneszellen befindlichen Rezeptoren. Sie sind die entscheidenden Strukturen, um externe Reize als Information zu erkennen, aufzunehmen und so weiterzuleiten, daß sich daraus eine koordinierte physiologische Reaktion, wie beispielsweise Riechen, Schmecken, Tasten, Hören und Sehen, ergibt. Dies geschieht durch Aktivierung von Enzymen und die Bildung verschiedener Botenstoffe, was zu bioelektrischen, physikalisch-chemischen Veränderungen führt. Die bioelektrischen Signale werden von Nervenzellen aufgenommen und über Nervenstränge ans Gehirn weitergeleitet.

Dort werden die übermittelten Signale hinsichtlich ihrer Qualität, Herkunft und Quantität zu Empfindungen der Sinne verarbeitet – ein allerdings auch heute noch weitgehend im Dunkeln liegender Vorgang. Dieser Vorgang ist deshalb so faszinierend, weil er einerseits ein so vielfältiges Unterscheidungsvermögen hat und andererseits über die Verknüpfung mit dem vegetativen Nervensystem vielfältige somatische Reaktionen induziert.

Das Unterscheidungsvermögen der Sinne

Wir kennen den einfachen Test von Kinderpartys: mit verbundenen Augen und zugehaltener Nase ein Stück Apfel erkennen und es von einem Stück Tomate oder Zwiebel unterscheiden. Die vier Grundempfindungen der in den Geschmacksknospen vorhandenen Sinneszellen (süß, sauer, salzig, bitter) allein genügen in der Regel nicht für eine Unterscheidung. Zusammen mit der Geschmacksempfindung bedarf es auch der Wahrnehmung des Geruchs. Erst Geruchssinn und Geschmackssinn zusammen ergeben eine verstehbare sinnliche Botschaft (Abb. 17). Wer einmal Schnupfen hatte, weiß, wie sehr sein Geschmacksvermögen nachläßt. Ohne Nase wären wir fast ohne Geschmack.

Die Fähigkeit, geschmackliche Eigenschaften zu differenzieren, ist durch das kombinatorische Zusammenwirken sinnlich erfaßter Informationen gigantisch. Der Geschmackssinn soll etwa 5.000 Unterscheidungsmöglichkeiten bieten, der Gesichtssinn (das Sehen) etwa 30.000, der Geruchssinn etwa 1.000.000, das Gehör etwa 250.000.000 Empfindungen unterscheiden lassen.

Dies ist der Grund, warum es den wahren Geschmack einer Speise oder eines Lebensmittels nicht geben kann. Jeder Mensch empfindet den Geschmack ein wenig anders, und auch ein und dieselbe Person kann je nach Situation und Befinden Geschmäcker unterschiedlich empfinden.

Schmeckenkönnen ist eine geprägte individuelle Erfahrung. Es beginnt als Säugling, wird »bei Muttern« gefestigt zu einem umfassenden Beurteilungssystem und gewinnt an Differenzierungserfahrung mit jedem Einlassen auf Neues: auf exotische Früchte unterschiedlicher Reifegrade, auf gereifte, körperreiche Weine, auf Honige,

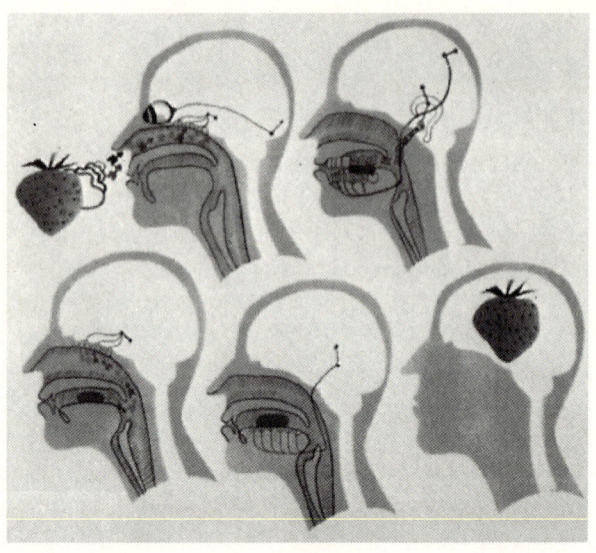

Abb. 17. Schematisierte Vorstellung über die Entstehung eines sensorischen Gesamteindrucks im Gehirn.

Käsesorten, auf hervorragende Kreationen der Koch-kunst.

Dabei trumpft eine feine Küche nicht auf. Was der Feinschmecker essend genießt, ist ja nicht die Speise. Sie ist nur der Anlaß. Er genießt sein eigenes Ahnungsvermö-gen, seine Unterscheidungsfähigkeit. Die feinen Speisen bevorzugt er, weil sie ihm mehr Ahnungsmöglichkeiten bieten als das deftige, einfache Mahl oder gar Fast food oder Junk food.

Feinschmeckerei ist die Lust an der genauen Wahr-nehmung von Sinneseindrücken und den körperli-chen Reaktionen darauf.

Offensichtlich geht dieser Erfahrungsschatz durch industriell gefertigte Nahrungsmittel verloren. In Frankreich gibt es seit einigen Jahren in vielen Schulen eine »Semaine du goût«, eine Woche des Geschmacks. In Hunderten von Schulklassen versuchen Spitzenköche die Differenzierungsfähigkeit zu wecken als Gegenwehr gegen den manipulierten Massengeschmack industriell gefertigten Fast foods.

Sinne und vegetatives Nervensystem

Die Sinne und das dadurch geschaffene Unterscheidungsvermögen für Gutes und Schlechtes, sind komplexe Hochleistungsorgane. Sie dienen der Auswahl, Erkennung, Akzeptanz, aber auch der emotionalen Reagierfähigkeit auf Wohlriechendes, Wohlschmeckendes und als angenehm Empfundenes.

Diese Seite der sinnlichen Ausstattung des Menschen mit den an den Verstand, das kognitive Bewußtsein geknüpften Leistungen der Sinnesorgane ist schon für sich allein bedeutend. Jeder Koch, jeder Händler, v. a. aber die Lebensmittelindustrie nutzt Farbe, Duft und Geschmack, um Kunden für seine und ihre Produkte zu gewinnen.

Für den Organismus selbst hat die Ausstattung mit seinen Sinnen aber eine zusätzliche, grundsätzlich wichtige, weitgehend im Verborgenen wirksame Bedeutung, die allen Menschen mit Schulbildung durch den »Pawlowschen Reflex« bekannt ist. Iwan Petrowitsch Pawlow (1849–1936) war ein russischer Physiologe, der 1911 den Nobelpreis für Untersuchungen erhielt, mit denen er nachwies, daß Sinneseindrücke, der Anblick von Speisen oder Gerüche, ja die bloße Vorstellung von Speisen über den Nervus vagus zur Sekretion des verdauenden Magensaftes führen kann.

In seinem berühmten Tierversuch zeigte er, daß ein gesunder Magen eine minimale aber stete *Ruhesekretion* aufweist, das Sekret aber frei von Salzsäure und Pepsin ist, eher alkalischen Charakter hat und vorwiegend aus Schleim besteht. Die Sekretion des eigentlichen Verdauungssaftes erfolgt nur auf besondere Anregung durch nervöse Reize auf den Magen. Solche nervösen Reize auf den Magen werden einerseits über Sinneseindrücke erzeugt, und vermögen auch über die bloße Vorstellung von Speisen zu einer Magensaftsekretion zu führen (»Appetitsaft«) und andererseits nach Aufnahme von Speisen in den Mund, wobei Mechano- und Chemorezeptoren der Mundschleimhaut sowohl die Speichel- als auch die Magensekretion in Gang setzen.

Bei Versuchen, in denen Pawlow die Vagusnerven zum Magen durchtrennte oder ihre Funktion durch Atropin unterband, kam es zu keiner Magensaftproduktion.

Allerdings gibt es neben dieser »zephalischen« (vom »Kopf« her bestimmten) Phase der Sekretion von Magensaft eine zweite »gastrische« Phase der Saftsekretion, die auch nach Durchtrennung des Magennervs noch funktioniert. Wenn Speisen im Magen eintreffen, führt die mechanische Reizung der Magenschleimhaut zur Schleimsekretion, und chemische Reize durch die Inhaltsstoffe der Nahrung rufen die Sekretion des Verdauungssaftes hervor. Am besten wirken bereits angedaute Speisen bei der Berührung mit der Schleimhaut des Magens. Insbesondere Gemüse und Gemüsesäfte sowie Fleisch und Fleischextrakte vermögen, vor allem über die Schleimhaut des Pylorus (Magenpförtner mit Öffnung zum Zwölffingerdarm), eine wirksame Magensaftsekretion in Gang zu bringen. Diese zweite Phase der Magensaftsekretion allein liefert jedoch niemals ein so reichliches und verdauungskräftiges Sekret, wie die sukzessiven Anreize beider Phasen.

Das Erkennen der Appetitlichkeit von Speisen, ihr gründliches Kauen, ein erfahrbarer Wohlgeschmack sind die wirksamste Unterstützung der Erschließung durch die Magenverdauung.

Die Sinne tragen also sowohl zur Steuerung der Nahrungsaufnahme als auch zur Steuerung ihrer Verarbeitung bei: Unterscheidend und auslesend auf das motorische System des Einverleibens gerichtet und stimulierend, die Erschließung aktivierend auf die Sekretion und Magen-Darm-Motorik gerichtet.

Daraus läßt sich eine erste Forderung an unsere Nahrung ableiten: Wir sollten Lebensmittel essen, die unsere Sinne ansprechen, die appetitlich aussehen und duften, die uns schmecken.

12 Der Erschließungsapparat für Nahrung

Damit die für den Stoffwechsel des Menschen geeigneten molekularen Verbindungen aus der Nahrung ins Blut gelangen können, sind viele Verarbeitungsschritte nötig. Dafür besitzt der Mensch einen *aufwendigen Erschließungs-* oder *Verdauungsapparat* (Abb. 18). Er umfaßt den Mund- und Rachenraum, die Speiseröhre und den 6 m langen Magen-Darm-Trakt. Der Verdauungstrakt besteht sozusagen aus einer mit Buchten ausgestatteten Röhre, die vom Mund bis zum After reicht. In diese Röhre hinein münden eine Reihe von Organen mit sekretorischer Funktion: die Mundspeicheldrüsen, das Pankreas (Bauchspeicheldrüse) sowie die Leber mit ihrer Gallenblase. Die Erschließung der Nahrung erfolgt durch *mechanische* und *chemische* Vorgänge. Beide Vorgänge sind stets miteinander gekoppelt und von gleicher Wichtigkeit. Einerseits bestimmt die chemische Beschaffenheit des Nahrungsbreis Transport und Verweildauer in den einzelnen Abschnitten des Verdauungstraktes, indem sie die Motorik über nervöse Impulse zu steuern vermag. Andererseits ist die chemische Verdauungsarbeit nur dann möglich, wenn die Berührung zwischen Speisebrei und der verdauend-sezernierenden bzw. der nährstoffresorbierenden Schleimhaut nacheinander jedem Speiseteilchen ermöglicht wird. Deshalb können Störungen der

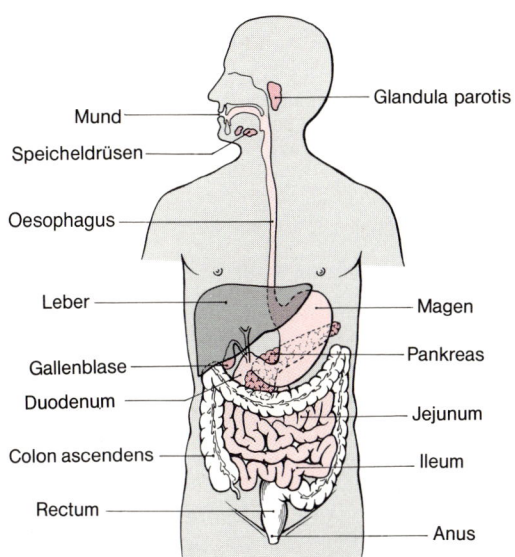

Abb. 18. In die »Röhre« des Verdauungstraktes münden eine Reihe von sekretorischen Drüsen: die Speicheldrüsen des Mundes (Wangen-, Lippen- und Zungenschleimhautdrüsen) und die Ohrspeicheldrüsen (Glandula parotis), das Pankreas und die Leber mit Gallengang und Gallenblase.

Motorik im Magen-Darm-Trakt auch zum Versagen der chemischen Erschließung durch den Verdauungsvorgang führen, und umgekehrt kann eine mangelnde chemische Funktion die Motorik des Magen-Darm-Traktes beeinflussen.

Die chemische Umsetzung der durch Beißen und Kauen zerkleinerten Nahrung geschieht vor allem durch *hydrolytische* Spaltungen, also Spaltungen unter Wasseraufnahme: die Spaltung der Proteine (aus Fleisch, Gemüse oder Getreide) in Aminosäuren, der Polysaccharide der Nahrung zu Monosacchariden, der Fette und Öle in Glycerin und Fettsäuren, der Polynukleotide zu Purin- und Pyrimidinbasen, Zucker und Phosphaten.

Diese Spaltungen würden mit Wasser allein sehr, sehr langsam verlaufen. Verdauungsenzyme (Hydrolasen), die streng substratspezifisch wirken, beschleunigen den Spaltungsvorgang: *Proteolytische Enzyme* (Proteasen, Peptidasen) für die Proteine, *Lipasen* für Fette und Öle und *Amylasen, Glykosidasen* und *Phosphorylasen* für Kohlenhydrate.

Diese Enzyme werden in den Verdauungstrakt in geradezu verschwenderischer Fülle sezerniert, wie überhaupt der Aufwand des menschlichen Organismus für die Erschließung der von ihm aufgenommenen Nahrung enorm ist und, geschätzt, etwa ein Drittel der Energie beansprucht, die er aus dieser Nahrung für seine biochemische und physiologische Aufbauarbeit gewinnen kann.

Hinzukommt der Aufwand für eine sich immer wieder abstoßende und regenerierende Schleimhaut (Mukosa), die den ganzen Erschließungsapparat flächig auskleidet, vom Mund (Mundschleimhaut) über die Schleimhäute aller anderen Abschnitte des Verdauungstraktes (Speiseröhre, Magen, Darm). Die großen Mengen der von dieser Schleimhaut abgesonderten Schleime und der aus den Verdauungsdrüsen sezernierten Säfte zeigen den hohen organismischen Aufwand, der für die Erschließung komplexer Nahrung bereitgestellt wird.

Dieser enorme Erschließungsaufwand macht es notwendig, darauf zu achten, daß die als Speisen aufgenommenen Lebensmittel eine diesem Aufwand gemäße Komplexität haben, wenn die physiologische Verdauungsarbeit nicht leerlaufen soll. Dies läßt sich bewußt organisieren, weil die Auswahl an Lebensmitteln, die Wahl der Speisen auch mit dem Verstand erfolgt und etwas in den Mund zu nehmen, zu beißen und zu kauen weitgehend mit dem Willen verknüpft ist. Erst mit dem

Schluckvorgang entzieht sich das Schicksal des Speise-
breis unserem Bewußtsein. Nur bis zum Schlucken können wir den Körper mit unserem Wissen und unserer
Erfahrung, mit unserer Lust und unserem Vergnügen damit versorgen, was uns nährt und gesund und wohlauf
hält.

Die Erschließung von Nahrung im Mund

Beim Beißen und Kauen wird die feste Nahrung
zerschnitten, zerrissen und zermahlen. Hierzu dient das
im Mund verankerte Gebiß. Die Wirksamkeit des Zer-
kleinerns und Zermahlens hängt wesentlich vom Zustand des Gebisses ab. Fehlende Zähne können in der
Regel nicht durch längeres oder festeres Kauen ausgeglichen werden. Die kräftige Zunge hilft, die jeweiligen
Bissen innerhalb der Kauflächen zu halten.

Der Kauvorgang selbst kann willentlich in Gang
gesetzt werden, ist von seiner Funktion her aber ein Reflex oder Automatismus, der durch die orale Einnahme
fester Speisen ausgelöst wird. Er wird in der Regel so
lange fortgeführt, bis feste Nahrung bis auf wenige mm^3
messende Partikel zermahlen ist.

Zusätzlich zu diesem mechanischen Vorgang der
Zerkleinerung wird ein chemischer Vorgang durch die
Sekretion von Speichel aus den drei jeweils paarig vorhandenen Speicheldrüsen des Mundraumes wirksam.
Zusammen können sie im Verlauf von 24 Stunden zwischen 0,5 und 1,5 Liter Speichelflüssigkeit absondern.
Zwischen den Mahlzeiten hält der Speichel die Mund-
und Rachenschleimhäute feucht, erleichtert das Sprechen
und hat eine reinigende und desinfizierende Wirkung für
die Zähne.

Die Zusammensetzung des Speichels kann sich an die Art der Speisen anpassen. Dies geschieht durch Geruchs- und Geschmacksempfindungen, die an das vegetative Nervensystem signalisiert werden, welches die Speicheldrüsensekretion reguliert.

Speichel erfüllt mehrere Aufgaben. Mit ihm wird die Nahrung umhüllt, verflüssigt und damit *gleit-* und *schluckfähig* gemacht. Dies erfolgt mit den in ihm enthaltenen Schleimstoffen oder Mucopolysacchariden. Speichel kann durch das Aufschwemmen und Anlösen fester Bestandteile die *Geschmackswahrnehmung* verbessern, was wiederum zur reflektorischen Anregung weiterer Speichelflusses, aber auch der anderen Verdauungssäfte führt. Außerdem vermag Speichel aus der Speicheldrüse bereits stärkehaltige Nahrung zu *verdauen*, weil er α-Amylase enthält, die Stärke in Glukose und Maltose spaltet.

Der Mund- und Rachenraum ist mit einer artenreichen Mundflora besiedelt, die sich an der Erschließung von Nahrung im Mund beteiligt. Die Zusammensetzung dieser Mundflora ändert sich je nach Beschaffenheit der aufgenommenen Nahrung. Der üblich gewordene hohe Gehalt an zugesetztem Zucker (Saccharose) in vielen Nahrungsmitteln, Getränken und Süßspeisen verschiebt das Artenspektrum zugunsten von Keimen, die sich an den Schmelzoberflächen der Zähne ansiedeln und die Voraussetzung für die Plaquebildung liefern. Diese mehrschichtigen, festhaftenden bakteriellen Beläge produzieren organische Säuren, die den Zahnschmelz zerstören und Karies verursachen.

Eine Ernährung mit Speisen natürlicher Komplexität, die intensives Kauen erfordert, läßt einen Speichel mit hohem Gehalt antibakterieller Abwehrstoffe produzieren. Der Speichel enthält dann Lysozym, das die Zellwände der Mundbakterien zerstört; Lactoferrin, das Eisenionen bindet, einen notwendigen Wachstumsfaktor für

Bakterien, und Lactoperoxidase, mit deren Hilfe antibakterielle Hemmstoffe entstehen.

Der zerkleinerte, eingespeichelte und angedaute Speisebrei wird durch die Zunge in den Rachen befördert. Dort werden von einer Reihe von Reflexbewegungen drei (falsche) Ausgänge verschlossen:

- der weiche Gaumen verschließt die innere Nasenöffnung, während der Zungengrund gleichzeitig den Rückweg in die Mundhöhle abschneidet,
- der Kehlkopf hebt sich, und der Kehldeckel verschließt die Luftröhre (die Atmung wird kurz unterbrochen),
- der Speisebrei kann nun in die jetzt offene, normalerweise geschlossene, Speiseröhre gleiten, wobei er dort, von oben und unten jeweils von Ringmuskeln glatter Muskulatur eingeschnürt, mit Kontraktionsbewegungen in wenigen Sekunden in den Magen befördert wird.

Der unwillkürliche Schluckakt, einmal in Gang gesetzt, kann willentlich nicht abgebrochen werden. Er funktioniert auch auf dem Kopf stehend: Im Kopfstand kann man Essen und Trinken. Ein Erwachsener schluckt etwa 600mal in 24 Stunden, im Schlaf etwa 50mal.

Die Erschließung des Nahrungsbreis im Magen

Der Magen kann bis zu 2 l aufnehmen und damit sein Volumen auf das 10fache vergrößern. Er wird zur Speiseröhre vom Schließmuskel Cardia, zum Dünndarm vom Pylorus verschlossen. Durch tiefes Einschnüren mit Hilfe seiner Muskeln, die sich wellenförmig über die

Magenwand bewegen (peristaltische Wellen) wird der Nahrungsbrei gründlich durchmischt. Dabei wird er durch Reibungskräfte mechanisch zerdrückt und anschließend portionsweise in den Zwölffingerdarm gedrückt. Diese mechanische Verarbeitung wird von einer hohen chemischen Verdauungsleistung begleitet.

Der gesamte Magen ist von einer in Falten gelegten Magenschleimhaut ausgekleidet, die den Magensaft produziert. Die Magenschleimhaut enthält dichtgepackt tausende von Drüsen, die pro Mahlzeit 1 l Magensaft, täglich 2 bis 3 l, abzusondern vermögen. Dieser Magensaft besteht aus Schleim, gelösten Salzen, Salzsäure und Enzymen und weist einen Säurewert von pH 0,9 bis 1,5 auf. Er wird von unterschiedlichen Zelltypen gebildet:

Die *Hauptzellen* sezernieren Magenenzyme, vor allem die Enzymvorstufe Pepsinogen, das im sauren Milieu des Magensaftes zu Pepsin aktiviert wird. Das Pepsin leitet die Verdauung der Eiweiße zu Peptiden ein. Außerdem produzieren sie den sog. »Intrinsic Factor«, ein Glykoprotein, das für die Resorption des Vitamins B_{12} wichtig ist.

Die *Nebenzellen* produzieren einen zähen, neutral bis leicht alkalischen Schleim, der sich als dünner Film über die gesamte Magenschleimhaut zieht, um diese vor aggressiver Salzsäure zu schützen und einen Selbstverdauungsvorgang zu verhindern.

Die *Belegzellen* der Magenschleimhaut sezernieren die Salzsäure und sind für die stark saure Natur des Magensaftes verantwortlich.

Aufgabe der Salzsäure im Magen ist es,

- einen Schutz vor bakterieller Infektion durch Abtöten von Bakterien zu bieten,
- Eiweißmoleküle aus dem Nahrungsbrei herauszufällen (zu »denaturieren«), um sie mechanisch leichter mit Proteasen in Verbindung zu bringen,

- die Vorstufe des Pepsins, das Pepsinogen, in Pepsin überzuführen und
- ein saures Milieu für eine verbesserte Wirkung der eiweißspaltenden Enzyme des Magens zu bieten.

Für diese Salzsäureproduktion wird sehr viel biochemische Energie benötigt. Es handelt sich um einen sog. »aktiven Transport« von Protonen (H^+) gegen ein Konzentrationsgefälle von 1 : 1.000.000, wie es dem Unterschied von pH 7 nach pH 1 entspricht.

Die Steuerung der Magensaftsekretion erfolgt zeitlich und räumlich in Phasen getrennt. Wie bereits erwähnt, wird im nüchternen Zustand eine geringe Menge zäher Magenschleim durch die Epithelzellen, vor allem die Nebenzellen, produziert. Bei Nahrungsaufnahme steigt die Magensaftsekretion auf über das 10fache des Ruhewertes an. Der Magensaft wird dünnflüssiger und enthält dann auch Salzsäure und Pepsinogen. Dies kann schon bei bloßer Vorstellung von Nahrung, beim Anblick, Hören, Riechen oder Schmecken über nervöse Reizleitung erfolgen (»zephale Phase« der Magensaftsekretion) und 50 % der maximalen Sekretion erreichen.

Neben der *zephalen Phase* unterscheidet man noch die *gastrale* (in der Magenwand) und die *intestinale* (im oberen Dünndarm) Phase der Magensaftsekretion. In beiden Fällen sind Chemo- und Mechanorezeptoren wirksam, die sozusagen das Eintreffen von Nahrungsbrei durch stoffliche Reizung oder Dehnung registrieren und über den Nervus vagus reflektorisch die Freisetzung der Hormone Acetylcholin, Gastrin und Histamin veranlassen. Diese Hormone bewirken eine Steigerung der Magensaftproduktion. (Medikamente zur Behandlung der Ulkuskrankheit setzen hier an, um diesen Hormoneffekt zu unterdrücken).

Erschließungsvorgänge im Zwölffingerdarm

Mit dem Übertritt des Nahrungsbreis aus dem Magen durch den Magenpförtner in den Zwölffingerdarm (Duodenum) beginnt der Höhepunkt der Nahrungserschließungsarbeit.

Der Zwölffingerdarm ist geradezu eine chemische Retorte mit hohen Umsatzraten:

hier wird die Magensäure neutralisiert,
hier wird Stärke und Glykogen abgebaut,
hier werden Fett und Eiweiß verdaut,
hier wird die Einscheidung und Ausscheidung vorbereitet.

Zwei wichtige Organe, die Leber und die Bauchspeicheldrüse, sind an diesen Teil des Dünndarms angeschlossen. Die muskuläre Struktur des Zwölffingerdarms schafft eine mechanisch wirksame Peristaltik, die Leistung seiner Schleimhaut und die Verdauungssäfte von Bauchspeicheldrüse und Gallenblase der Leber schaffen die chemischen Voraussetzungen für die Erschließung.

Schon nach kurzer Verweildauer im Zwölffingerdarm ist der saure Nahrungsbrei neutralisiert, sogar etwas alkalisiert, weil die Salzsäure in Form von Kochsalz gebunden wird. Die dabei freiwerdende Kohlensäure wird vom Blut resorbiert.

Im nun leicht alkalischen Milieu des Nahrungsbreis finden die Verdauungsenzyme der Bauchspeicheldrüse das Optimum für ihre Wirksamkeit.

Die Bauchspeicheldrüse (das Pankreas) ist die größte Drüse des menschlichen Organismus. Sie ist ca. 18 cm lang und etwa 75 g schwer. Sie schmiegt sich unter dem Magen entlang, ihr Kopfende wird vom Zwölffingerdarm begrenzt, und ihr Fußende berührt die Milz. Die Bauchspeicheldrüse ist die aktivste Produktionsstätte für eine Fülle von Verdauungsenzymen. Täglich produziert sie etwa einen Liter, aber auch mehr Bauchspeichel, was einem Mehrfachen ihres Gewichtes entspricht.

Diese *exokrine* Funktion muß von ihrer *endokrinen* Funktion unterschieden werden. Letztere beruht auf der Bildung verschiedener Hormone in den Zellen, der sog. Langerhanns Inseln (Insulin, Glukagon, Somatostatin), die regulativ auf den Kohlenhydratstoffwechsel, z. B. die Zuckeraufnahme in die Zellen, wirken. Bei Störungen kann dies beispielsweise zu Diabetes mellitus führen. Dies soll in dem hier interessierenden Zusammenhang mit der Verdauungsleistung nicht vertieft werden.

Der mit der *exokrinen* Funktion sezernierte Bauchspeichel enthält Vorstufen von Protein-Verdauungsenzymen (Proenzyme), wie das Trypsinogen und Chymotrypsinogen, Lipasen, Esterasen sowie α Amylase, Ribo- und Desoxyribonukleasen. Als »Allesfresser« benötigt der Mensch diese vielfältige Zusammensetzung des Bauchspeichels, um unterschiedlichste Nahrung verdauen zu können.

Wie der Magen sezerniert das Pankreas ständig auch ohne Nahrungszufuhr geringe Mengen Bauchspeichel. Mit der Nahrungsaufnahme führen chemische und mechanische Reize zur Verstärkung der Sekretion. Eine zusätzliche Steuerung erfolgt durch die gastrointestinalen Hormone Sekretin und Cholecystokinin-Pankreozymin (CCK-PZ). Sekretin veranlaßt dabei das Sezernieren einer großen Menge stark alkalischen, aber enzymarmen Bauchspeichels, CCK-PZ dagegen einen enzymreichen, nur leicht alkalischen Pankreassaft.

Die Bauchspeicheldrüse wird in ihrer gesamten Länge von einem zentralen Ausführungsgang durchzogen, der gemeinsam mit dem Gallengang der Gallenblase in den Zwölffingerdarm mündet.

Die *Gallenblase* enthält die von der Leber kontinuierlich produzierte Galle (»Lebergalle«), von der täglich etwa 900 bis 1.200 g produziert und in der Gallenblase eingedickt werden. Ihre Abgabe in den Zwölffingerdarm erfolgt aufgrund von hormonellen Signalen der Darmschleimhaut (Sekretin und CCK-PZ). Die Galle bewirkt die Emulgierung der Fette des Darminhalts, was die Lipasen des Pankreas ihre volle Verdauungskraft entfalten läßt.

■■ Die Resorption im Dünndarm

Der im Zwölffingerdarm weitgehend verdaute Nahrungsbrei enthält nun die in ihre molekularen Bestandteile zerlegte Speise und die für den Erschließungsvorgang benötigten Elektrolyte, Enzyme, Schleimstoffe der Drüsen und der Schleimhaut des bisher durchlaufenen Verdauungstraktes und eine relativ große Zahl toter, aber auch revitalisierter Bakterien der Nahrung, des Mund- und Rachenraums sowie des Magens.

Der Dünndarm hat eine herausragende Bedeutung für Verdauung und Resorption. Er besteht aus Jejunum (Leerdarm) und Ileum (Krummdarm), ist beim Erwachsenen etwa 4 m lang und damit der längste Abschnitt des Verdauungstraktes. Wenn im Tod die glatte Muskulatur der Dünndarmwand erschlafft, ist er sogar 6–8 m lang.

Das Jejunum ist 1,5–2,5 m lang, das Ileum etwa 2–3 m. Letzteres geht dann in den 1,5 m langen Dickdarm über.

Die große Besonderheit des Dünndarms ist das Ausmaß seiner Schleimhaut. Die Dünndarmschleimhaut hat aufgrund einer enormen Gewebefältelung in Zotten (Villi) und Mikrovilli eine außerordentlich große Ober-

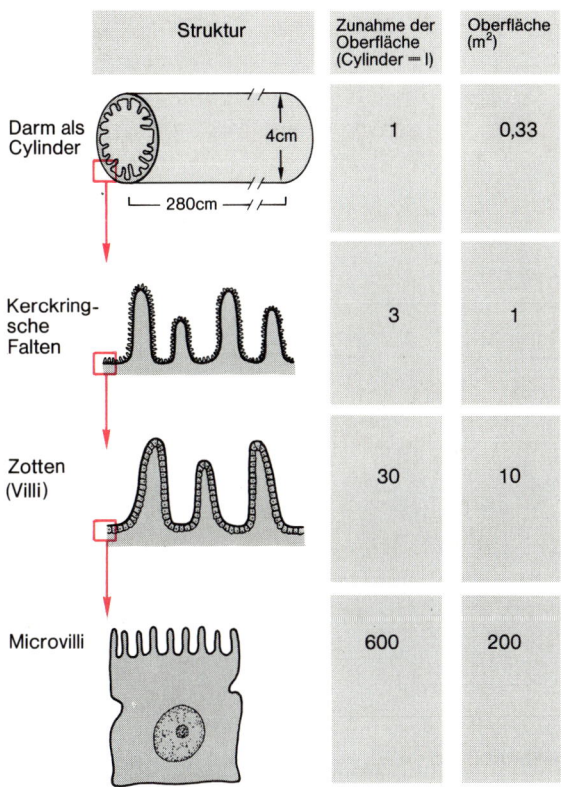

Struktur	Zunahme der Oberfläche (Cylinder = I)	Oberfläche (m²)
Darm als Cylinder	1	0,33
Kerckringsche Falten	3	1
Zotten (Villi)	30	10
Microvilli	600	200

Abb. 19. Die durch Falten-, Zotten- und Mikrovillibildung ermöglichte Oberflächenvergrößerung der Darmoberfläche erreicht das Ausmaß einer 200 m² Wohnung.

fläche, die in der Literatur mit 200–600 m² angegeben wird (Abb. 19). Diese enorme Fläche bietet die Grundlage für die hohe Resorptionsleistung gegenüber dem weitgehend erschlossenen Nahrungsbrei. An dieser Oberfläche entscheidet sich, welche der erschlossenen Nährstoffe in welchem Ausmaß in den körpereigenen Stoffwechsel aufgenommen werden.

Die Resorption von Nährstoffen soll am Beispiel der Fette kurz erläutert werden.

Fette, die weitgehend unverdaut bis in den Zwölffingerdarm gelangen, werden dort durch die Pankreaslipase, das Schlüsselenzym der Fettverdauung, unter Mitwirkung von Gallensäuren aus der Blasengalle aufgespalten. Diese Gallensäuren sind vor allem Cholsäure und Chenodesoxycholsäure; im Zwölffingerdarm entstehen aus ihnen durch Einwirken von Darmbakterien die sekundären Gallensäuren Desoxycholsäure und Lithocholsäure. Nachdem sie ihre Aufgabe erfüllt haben, werden die sekundären Gallensäuren im Dünndarm von der Darmschleimhaut rückresorbiert, nur ein Anteil von 15 % wird ausgeschieden (Abb. 20). Über das Blut (sog. »enterohepatischer Kreislauf«) gelangen die resorbierten Gallensäuren wieder über die Leber in die Galle. Von dort können sie über Signale durch das autonome Nervensystem und gastrointestinale Hormone wieder abgerufen werden. Somit bestimmt die Qualität der Nahrungszufuhr die Einleitung und das Ausmaß der Gallensekretion.

Die durch Gallensäuren löslich gemachten Fette werden mit der Pankreaslipase vermischt. Im Dünndarm werden die aufgespaltenen Fette dann von der Darmschleimhaut resorbiert.

Ganz anders verhält es sich mit den sog. *Ballaststoffen*: Zellwände, Gefäße, Stützstrukturen pflanzlicher Lebensmittel sind in der Regel durch den menschlichen Verdauungstrakt nicht verdaulich. Sie werden zerkleinert, bleiben aber unverdaulich und können durch die Darmschleimhaut nicht aufgenommen werden. Es erfolgt keine Resorption, sondern sie werden über den Transport durch den Dickdarm letztlich ausgeschieden. Die Nichteinscheidung hat dieser vielfältigen Stoffgruppe den Namen »Ballaststoffe« gegeben. Der Name ist sehr ungücklich ge-

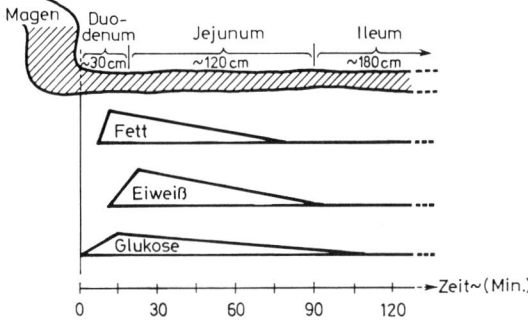

Abb. 20. Die Resorption von Fetten, Eiweißen und Kohlenhydraten ist nahrungsabhängig. Bereits molekular erschlossene Nahrung wird im Duodenum innerhalb weniger Minuten resorbiert, zu verdauende Nahrung, wie im Schema angedeutet, wird langsamer und über Duodenum, Jejunum und Ileum verteilt resorbiert.

wählt, weil er unterstellt, daß Ballaststoffe keine Funktion im Verdauungstrakt haben, eben »Ballast« sind.

Heute werden Ballaststoffe nicht nur mit einer Vielzahl von Begriffen bezeichnet, wie Schlackenstoffe, Unverdauliches, Darmförderungsmittel, Regulierungsstoffe, Sättigungsstoffe, Rohfasern, Pflanzenfaserstoffe, pflanzliche Hydrokolloide und Quellstoffe, Füllstoffe, sondern ihnen wird eine ebenso große Vielfalt von Funktionen zugeschrieben.

Ballaststoffe binden Flüssigkeit, quellen und wirken damit raumfüllend, haben ein hohes Adsorptionspotential für Ionen, Nährstoffe und Schadstoffe, besitzen Pufferkapazität für überschüssige Säuren oder Basen und schaffen einen Besiedlungsraum für Darmbakterien.

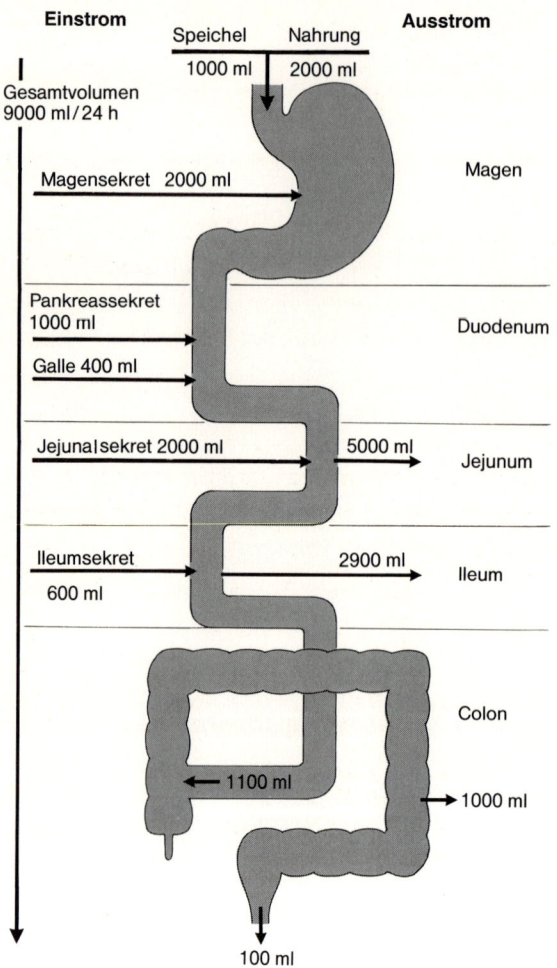

Abb. 21. Der tägliche Flüssigkeitsaustausch an der Darmoberfläche erreicht das Volumen von etwa 9 l : 2 l aus Essen und Trinken und 7 l aus den Drüsensekreten. 100 ml davon verlassen den Körper mit dem Stuhl.

Da die Volumen schaffende, das Milieu der Darm-
ökologie bestimmende Eigenschaft der Ballaststoffe für
die Darmgesundheit von entscheidender Bedeutung ist,
wird darauf in Kapitel 13 gesondert eingegangen. Ohne
»Ballaststoffe« ist eine gesundheitsfördernde Ernährung
nicht vorstellbar.

Die *Resorptionsleistung der Darmschleimhaut*
wird an der Tatsache deutlich, daß täglich etwa 9 l Flüssigkeit den Darm passieren, davon 2 l aus der Nahrung
(Essen und Trinken) und 7 l aus der Sekretion der Darm-
drüsen. Über 80 % dieser Menge werden resorbiert, der
Rest vom Dickdarm aufgenommen und nur etwa 1 %
(= 100 ml) werden im Stuhl ausgeschieden (Abb. 21).

Die große Resorptionsfläche und die hohe Resorptionsleistung der Darmschleimhaut hat ihre funktionelle
Entsprechung in der Durchblutungsleistung der Dünndarmwand, die einen raschen Abtransport der resorbierten Stoffe ermöglicht.

Die Resorption, der Durchtritt von Nährstoffen
durch die Darmschleimhaut, erfolgt mit ganz unterschiedlichen, für die Stoffgruppen spezifischen Trans-
portmechanismen.

Kohlenhydrate in Form von Monosacchariden
können durch die Zellmembranen diffundieren oder über
eine sog. »erleichterte Diffusion« mit Hilfe membran-
ständiger Trägerstoffe in beschleunigter Form transportiert werden (z. B. Glucose).

Fettsäuren können zum Teil durch Membranen diffundieren. Die Membran der Oberflächenzellen im
Dünndarm (Enterozyten oder Bürstensaumzellen) ist in
drei Schichten aufgebaut: a) eine Wasserschicht an der
Oberfläche, b) eine dem Bürstensaum insgesamt auflie-
gende Schleimschicht und c) die eigentliche Lipidmembran. Die Gallensäure-Wasser-Fettsäure-Mizellen werden
durch die beiden ersten hydrophilen Schichten an die

111

Lipidmembran herangeführt, die anschließend die Fettsäuren aufnimmt, während Gallensäuren und Wasser im Darm zurückbleiben und erst später resorbiert werden.

Aminosäuren werden unter Energieaufwand über die Membran transportiert.

Eiweißmoleküle können durch einen »Endozytose« genannten Prozeß in die Enterozyten aufgenommen werden, was nach gegenwärtigem Wissen aber nicht »massenhaft« für Ernährungszwecke stattfindet, sondern immunologische Bedeutung hat (siehe Kapitel 14).

Passage durch den Dickdarm und Ausscheidung durch den Enddarm

Nach dem Dünndarm gelangt der weitgehend genutzte Nahrungsbrei in den etwa 1,5 m langen *Dickdarm*. Dieser ist wesentlich dicker als der Dünndarm und mit der Rückwand der Leibeshöhle verwachsen. Er beginnt mit dem Blinddarm. Eine Klappe mit zwei Lippen verhindert den Rückfluß in den Dünndarm. Die Wand des Dickdarms besitzt keine Zotten (Villi), sondern Mikrovilli und hat einen weitgehend identischen Schleimhautaufbau wie der übrige Magen-Darm-Trakt.

Aufgabe des Dickdarms ist es, den breiigen Mageninhalt, der hier mit einem täglichen Volumen von 500 ml und mehr aus dem Dünndarm ankommt, durch Resorption von Wasser einzudicken.

Die im Dickdarm lebende vielfältige und nützliche Bakterienflora (siehe Kapitel 13) produziert eine Reihe von Vitaminen (z. B. Vitamin K, Nikotinsäure etc.). Diese werden zusammen mit Elektrolyten bei der Wasserresorption ins Blut aufgenommen. Die Passage des fertigen Kots (Faezes) folgt dem aufsteigenden Teil des Dickdarms, dem querliegenden, dem absteigenden und der

Signalschleife. Der Transport wird dabei immer langsamer, so daß die Passage durch den Dickdarm mehrere Stunden dauert.

Im *Rektum* (Enddarm) schließlich staut sich vor dem Schließmuskel des Afters (Anus) eine Kotsäule, die aus 70 % Wasser, 10 % toter Zellen der Dünndarm- und Dickdarmschleimhaut, 15 % lebens- und vermehrungsfähiger Darmbakterien und nur etwa 5 % unverdaulicher Nahrungsreste (Ballaststoffe) besteht. Der Inhalt des gefüllten Rektums wiegt etwa 200 g. Hierzu waren etwa 2.000 g Nahrung aufgenommen worden.

Die Darmentleerung wird willkürlich eingeleitet, läuft aber weitgehend selbständig ab.

13 Symbiose mit der Darmflora

Der Schleim (Mucus) auf der riesigen Oberfläche der Schleimhaut des Verdauungstraktes wird von verschiedenen spezialisierten Zellen in Drüsen oder aus Oberflächenepithel abgesondert. Er hat vor allem zwei Funktionen: Die Schleimschicht soll die darunter liegende Schleimhaut (Mukosa)

- vor solchen Schäden bewahren, die Bestandteile im Darmlumen verursachen können, wie Verdauungsenzyme oder auch infektiöses Material, und
- vor mechanischen Zerstörungskräften schützen, die durch die kräftige Peristaltik des Darms und die Passage fester Partikel im Darminhalt auftreten können.

Dieser schützende Schleim existiert in zwei physikalisch voneinander unterscheidbaren Zustandsformen und besteht aus zwei Schichten: 1. der dünnen Schicht eines stabilen, wasserlöslichen Gels, das sich fest auf die Mukosaoberfläche anschmiegt (Gelschicht), und 2. einer eher löslichen Schicht, die sich mit dem Inhalt des Darmlumens zu mischen vermag und auf der Gelschicht aufliegt (Solschicht). Die Solschicht des Schleimes ist sehr viskos (zähflüssig), läßt sich aber von der Mukosa durch

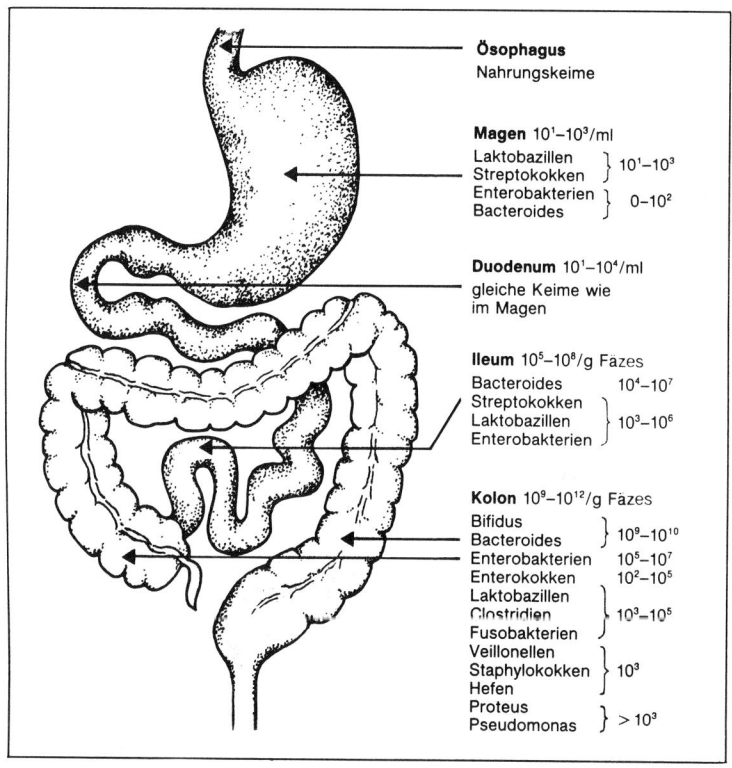

Abb. 22. Besiedlung des Magen-Darm-Traktes mit Bakterien. Etwa 400 Arten sind bisher bekannt, beispielhafte Gruppen sind angeführt. Die Keimzahl steigt mit der Konzentrierung des Darminhalts an.

vorsichtiges Waschen entfernen. Die Gelschicht ist eher fest-viskos, hat aber die Fähigkeit, sich wieder zu rekonstruieren und zusammenzufließen, wenn sie verletzt wird. Diese Fließeigenschaft macht es dem Mucusgel möglich, immer wieder neu seine Schutzfunktion durch nahtloses Versiegeln der Darmoberfläche wahrzunehmen. Gel- und Solteil des Mucus bestehen aus Gykoproteinen (Mucinen), die für die viskos-elastischen und gelbildenden Eigenschaften des Sekrets verantwortlich sind. Das Verhältnis beider Anteile, des Sols zum Gel, zueinander ist nicht sicher bestimmbar, da durch Einwirkung von Enzymen das Gel zum Sol aufgelöst wird. Eine intakte Mucusbarriere der Darmschleimhautoberfläche wird dadurch erreicht, daß eine kontinuierliche Schleimsekretion den durch Lösung verursachten Verlust wieder wettmachen muß.

Dieser dynamische Vorgang liefert die Lebensgrundlage für die Ansiedlung von Darmbakterien. Auf den Schleimhäuten des Magen-Darm-Traktes eines gesunden Menschen befinden sich bis zu 10^{14} Mikroorganismen, Bakterien verschiedener Arten, Hefen, Pilze und Protozoen in einer Zahl, die die Gesamtzahl der Zellen des menschlichen Organismus (10^{13}) um das 10fache übersteigt (Abb. 22).

Die bakterielle Besiedlung des Darms

Mit Hilfe moderner mikrobiologischer Untersuchungsmethoden sind an Stuhlproben und Schleimhautabstrichen aus den unterschiedlichen Darmabschnitten weit über 400 verschiedene Arten von Mikroorganismen festgestellt worden, und die Wissenschaft ist noch weit davon entfernt, über die im Darm vorkommenden Mikroorganismen vollständig Bescheid zu wissen. Sicher ist, daß ein enger Zusammenhang von Ernährung, Darmflora und Gesundheit besteht.

Der Darm des Neugeborenen ist weitgehend keimfrei. Eine bakterielle Erstbesiedlung findet jedoch schon in den ersten Tagen nach der Geburt statt, nachdem der Durchtritt durch den Geburtskanal Kontakt mit der mütterlichen Vaginal- und Darmflora bot. Die dabei übertragenen Bakterien sind vornehmlich Lactobazillen und Bifidobakterien, aber auch Enterokokken sowie Bacteroides, Escherichia coli, Proteus und Klebsiella. Eine Woche nach der Geburt sind im Stuhl der mit Muttermilch gestillten Säuglinge bereits 10^6, 10^7 und mehr Keime pro Gramm. Sie sind ein wichtiger Schutz für die infektionsanfällige Darmschleimhaut, weil sie Fremdkeimen keinen gefährdenden Besiedlungsraum lassen.

Die bakterielle Besiedlung des Verdauungstraktes von Erwachsenen weist deutliche, qualitative und quantitative Unterschiede auf. Die Mikrofloren von Mund- und Rachenraum, Magen, Dünn- und Dickdarm haben ihre jeweils eigentümliche Zusammensetzung. Dies liegt an den unterschiedlichen Lebensbedingungen, die sie den Mikroorganismen bieten. Je nach Säure-Basen-Verhältnis, Sauerstoffverfügbarkeit, Substratverfügbarkeit, Mikrofloren-Konkurrenz etc. etablieren sich unterschiedliche mikrobielle Lebensgemeinschaften.

Diese Besiedlungsfaktoren, aber auch Wechselwirkungen zwischen den Mikroorganismen (z. B. Nährstoffkonkurrenz oder Ausscheiden von Wachstumsfaktoren) regulieren die Vermehrung und den Bestand der jeweiligen Mikroflora.

Für jeden Besiedlungsraum gibt es also eine spezifische Mikroflora, die mit dem Gesamtorganismus ein verträgliches oder aber störendes Verhältnis eingeht. Ein verträgliches Verhältnis wird als *Eubiose* bezeichnet. Das ist ein Zustand, in dem sich die Mikroorganismen mit dem jeweiligen Wirt im entsprechenden Besiedlungsraum in einer Art überlebensfähigem Gleichgewicht befinden. Das eher gestörte Verhältnis wird als *Dysbiose* bezeichnet. Zwei Typen von Dysbiosen lassen sich grob unterscheiden: Einmal eine überproportionale Keimzahlerhöhung aller beteiligten Mikroorganismen, zum anderen eine Herabsetzung der Keimzahl unter Hervortreten bestimmter Einzelgattungen.

Das quantitativ hohe Maß der Schleimhautbesiedlung im Verdauungstrakt mit Mikroorganismen und ihre qualitative Vielfalt deuten darauf hin, daß die Mikroflora wenig störanfällig ist. Die Balance zwischen den Mikroorganismen ist ziemlich stabil. Sie kann aber durch radikale Umstellung der Ernährung oder durch medikamentöse Behandlung (Antibiotika) völlig aus dem Gleichgewicht geworfen werden.

Eine *radikale Ernährungsumstellung* kann beispielsweise durch eine Fastenkur oder durch Schlankmacher-Trinkkuren mit pulverisierten Nährstoffmischungen des Typs »Astronautenkost« (welche Astronauten nie zu sich nehmen würden) erfolgen. Sie machen die Verdauungsleistungen des Dünn- und Dickdarms unnötig, weil entweder keine Nahrung zugeführt wird oder die Nährstoffe fabrikationsseitig bereits »vorverdaut« sind, so daß sie bereits im Zwölffingerdarm aufgenommen werden können. Dabei wird die Darmflora dramatisch abgebaut, was höchstens im Ernstfall, beispielsweise vor Operationen im Darmbereich, empfehlenswert ist.

Antibiotika können wichtige therapeutische Substanzen zur Behandlung lebensbedrohender infektiöser Erkrankungen sein. Ihr Gebrauch hat aber in einem Maße zugenommen, der diesen eigentlich auf Lebensrettung begrenzten Einsatz offensichtlich nicht berücksichtigt. Dadurch werden schwerwiegende Beeinflussungen der Darmflora in Kauf genommen, die nur mühsam, wenn überhaupt, wiederhergestellt werden können. Dadurch entstehen Herde für Krankheiten, die nicht ohne weiteres therapiert werden können.

Es kann nur empfohlen werden, Ernährungsumstellungen behutsam durchzuführen und Antibiotika nur in Ernstfällen einzunehmen. Wichtig sind dabei Vorsichts-

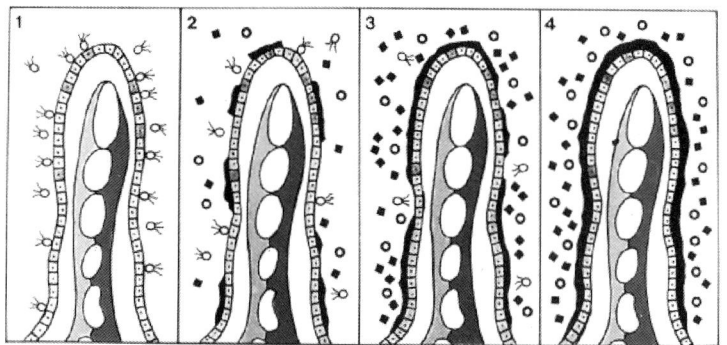

Abb. 23. Schema zur Vorstellung über die Wirkung milchsäurebildender Bakterien bei der Wiederherstellung einer normalen Darmfunktion nach einer Dysbiose.

1 Darmzotten ohne Schutzschild aus Milchsäurebakterien (Laktoflora); massive Besiedlung mit schädlichen Keimen, z. B. Coli-Bakterien. Der pH-Wert im Darm ist basisch.

2 Milchsäurebildende Bakterienkulturen (■) gelangen nach Eingabe in den Dünndarm und vermehren sich dort. Die produzierte Milchsäure senkt den pH-Wert. Das saure Milieu ermöglicht es den natürlicherweise im Darm vorkommenden Milchsäurebakterien (o), sich wieder anzusiedeln und die Zotten zu besetzen. Die schädlichen Keime werden allmählich verdrängt.

3 Weitere Vermehrung der milchsäurebildenden Bakterienkulturen, fortschreitende pH-Wert-Senkung und damit auch Vermehrung der natürlichen Milchsäurebakterien sowie stärkere Besiedlung der Darmzotten.

4 Gesunde Darmzotte mit Schutzschild aus Milchsäurebakterien, die schädlichen Keime sind verdrängt.

maßnahmen zum Schutz der Darmflora bzw. eine die Darmflora rekonstituierende Therapie im Anschluß an die Antibiotikabehandlung (Abb. 23).

Die Bedeutung der Darmflora

Primäre Hauptaufgabe einer vitalen stabilen Darmflora ist es, die Darmschleimhaut so zu besiedeln, daß das Eindringen von Fremdkeimen in die empfindliche Schleimhaut minimiert wird.

Bereits die Mucinschicht der Schleimhaut bietet günstige Voraussetzungen für eine Besiedlung mit Mikroorganismen, in dem sie diese festhält und umhüllt, und mit einer gewissen antimikrobiellen Aktivität auch in Schach zu halten vermag. Auf aggressive Besiedlungsstrategien von Keimen reagiert die Schleimhaut mit einer vermehrten Schleimproduktion, was sich z. B. bei Darminfektionskrankheiten beobachten läßt.

Damit die Mikroorganismen sich ansiedeln, muß ihnen der Wirtsorganismus Haftmöglichkeiten bieten. Diese Haftmöglichkeiten bestimmen die Art der sich ansiedelnden Mikroorganismen. So enthält z. B. der Schleim der Mundhöhle Haftfaktoren, die die Ansiedelung von Streptococcus salivarius auf der Zunge und Streptococcus sanguis auf der Wangenschleimhaut begünstigen. Haftmöglichkeiten spielen auch bei der Plaquebildung auf Zahnschmelz eine Rolle, wo sich in Abhängigkeit von der Ernährung mehrschichtige Bakterienbeläge bilden.

Die Darmflora ist eine wirksame Barriere für Fremdkeime

Die große Zahl und Vielfalt bakterieller Besiedlung der Darmoberflächen ist von einem Beziehungsgeflecht der Mikroorganismen untereinander geprägt, die sich gegenseitig in ihrem Wachstum und ihrer Vermehrung beeinflussen. Dies geschieht zum einen durch die Nährstoff-spezifität bestimmter Bakterienpopulationen und die damit erzeugte Nährstofflimitierung für andere. Zum anderen werden Stoffwechsel- und Ausscheidungsprodukte bestimmter Bakterien regulatorisch wirksam. Ein Beispiel dafür ist das Zusammenwirken von konjugierten Gallensäuren und Lysozym. Konjugierte Gallensäure ist Gallensäure gepaart (= konjugiert) mit Taurin und Glycin. Lysozym ist ein körpereigenes Enzym, das im Speichel, Magensaft und Duodenalsaft vorkommt und antimikrobiell wirksam ist. Dieses Enzym wird durch konjugierte Gallensäuren inaktiviert, was zu einem vermehrten Wachstum der Darmmikroflora führt. Dadurch wird die konjugierte Gallensäure dekonjugiert, das Lysozym kann seine Aktivität wieder entfalten und antimikrobiell wirksam werden. Solche Regulierungsvorgänge sind mit einer Vielzahl antimikrobiell wirksamer Stoffe aus der Nahrung oder aus der Verdauung denkbar, so daß die Besiedlung mit Bakterienpopulationen als ein regulierter, Fremdkeime abschirmender Vorgang gewertet werden kann.

An Versuchstieren wurde festgestellt, daß

- Mäuse mit normaler Darmflora im Vergleich zu Mäusen mit artenarmer Darmflora gegenüber Cholera-Erregern widerstandsfähig waren,
- der Auslöser der Bakterienruhr – *Shigella flexneri* – sich in Gegenwart der Darmbakterien *Aerobacter*, *Escherichia coli* und verschiedenen *Proteus*-Stämmen nicht ausbreiten konnte,
- keimfreie Mäuse gegenüber Mäusen mit funktionierender Darmflora außerordentlich empfänglich für *Clostridium botulinum*, der Auslöser für Botulismus, eine Lebensmittelvergiftung, sind.

Botulismus äußert sich in Fieber, Verstopfung, zunehmender Muskelschwäche und insbesondere lebensbedrohlichen Atemlähmungen. Möglicherweise betrifft diese Infektion vor allem deshalb Babys zwischen der 3. und 26. Woche, weil sie noch eine unzureichend abwehrfähige Darmflora ausgebildet haben.

▦ Darmbakterien bauen Nährstoffe, aber auch Fremdstoffe ab

Bakterienpopulationen leben von den Nährstoffen, die sich im Nahrungsbrei im Darm befinden. Sie können besondere Nährstoffe bevorzugen (Zucker, Aminosäuren), sie können aber auch Stoffe verstoffwechseln, die nicht Nährsubstrate sind. Die primären Gallensäuren wurden schon erwähnt, die zu sekundären Gallensäuren verstoffwechselt werden und so der Resorption im unteren Dünndarmteil verfügbar werden. Körpereigene Substanzen, Arzneimittel, toxische Fremdstoffe können von der Darmflora entgiftet oder zu toxischen Stoffen metabolisiert werden. Darmbakterien können auch Cholesterin abbauen, so daß eine aktive Darmflora zur Senkung des Cholesterinspiegels führen kann.

Die Syntheseleistung mancher Darmbakterien für Vitamine und essentielle Aminosäuren und ihre Fähigkeit, beispielsweise Eisenionen und Spurenelemente bioverfügbar zu machen, sind Leistungen für den gastgebenden Organismus Mensch, die bisher in der ernährungswissenschaftlichen Literatur wenig berücksichtigt wurden. Diese Leistungen könnten auch die Erklärung dafür sein, warum beispielsweise *Veganer*, die nach den offiziell gültigen Ernährungskriterien blutarm, schlapp und ohne Antrieb sein müßten, zu den nachweislich gesündesten Menschen zählen.

Die Darmflora behaust Ballaststoffe

Eine ballaststoffreiche Ernährung fördert die Vitalität, das Ausmaß und die Vielfalt der Darmflora. Dies wird in der Regel damit erklärt, daß Bakterien Verdauungsenzyme ausscheiden, mit deren Hilfe sie Ballaststoffe verstoffwechseln können. Ballaststoffe sind für Bakterien also willkommene Nährsubstrate. Und nicht nur das, sie produzieren aus Ballaststoffen Nährstoffe für den Menschen.

Die qualitative und quantitative Bedeutung dieses Vorgangs hängt sicher von der Ernährungsweise ab. Bei Sahne-Küche und fleischbetonter Mischkost wird diese Extraleistung des Abbaues von Ballaststoffen durch die Bakterienflora nicht so bedeutend sein wie für reine Vegetarier oder gar Veganer.

Es gibt daneben noch weitere wichtige Zusammenhänge zwischen Ballaststoffen und Darmflora.

Ballaststoffe der Nahrung sind ihrem Ursprung nach Stütz- und Strukturelemente aus Pflanzenzellen und Gefäßen von Pflanzen. Sie haben meist Faserstruktur (Cellulose, Lignin), ein hohes Wasserbindungsvermögen (Pektin) mit besonderen Quelleigenschaften (Volumenvergrößerung) und ein hohes Adsorptionsvermögen für organische Stoffe (Cholesterin, Gallensäuren). Sie erscheinen im Nahrungsbrei wegen ihrer Unverdaulichkeit erst im Verlauf der Verdauungstätigkeit und längerer Passage und bilden eine Raumstruktur von Polymeren mit Einschluß- und Anheftungsmöglichkeit für Schleim der Mukosa, für abgesonderte Verdauungssäfte und für Darmbakterien.

Ballaststoffe bilden wie die Schleimschicht der Mukosa einen strukturierten, wasser- und elektrolytreichen Lebensraum für die Mikroflora des Verdauungstraktes. Bildlich läßt sich deshalb das Geschehen im Darm als bestens gemischter und bei 37 °C Brütetemperatur in Bewegung gehaltener Kompost verstehen. Enzyme des Verdauungstraktes leisten zusammen mit der Darmflora Erschließungsarbeit an der eingenommenen Nahrung für die zur Aufnahme geeigneten Nährstoffe.

Dieser Darmkompost beschleunigt bei Ballaststoffreichtum seine Passagezeit. Eine durch Ballaststoffe zeitlich verkürzte Passage mindert den Druck auf die Darmwände und vermindert darüber hinaus die lokale Kontaktzeit der Darmschleimhaut mit Produkten und Abbauprodukten aus den Verdauungsprozessen oder der Tätigkeit der Darmbakterien, die gegebenenfalls krebsfördernd wirken können. Auch die teilweise als Gel vorliegende Struktur des Darmkompostes soll den Abbau von Gallensäuren zu möglicherweise krebserregenden Produkten verlangsamen.

Das rege Leben im Darmkompost trainiert die Immunabwehr des Gastgebers

Die Mukosa des Verdauungstraktes ist hinsichtlich ihrer Ausstattung und hinsichtlich ihrer Ausdehnung das wohl bedeutendste Immunorgan des Menschen.

Die kontinuierliche Konfrontation mit immer neuem Nahrungsbrei, mit einer sich immer wieder verändernden Darmflora und die Auseinandersetzung mit hinzukommenden Fremdkeimen hält die Darmschleimhaut in ihrer Kompetenz zur Immunabwehr aktiv und fit.

14 Nahrung und Immunkompetenz

Untersuchungen haben ergeben, daß etwa 85 % der Abwehrleistungen des Organismus im Verdauungstrakt erbracht werden. Dies liegt überwiegend an den Darmbakterien, die nicht nur die Besiedelung mit Fremdkeimen verhindern, sondern auch die Anzahl der Leukozyten, Makrophagen und Granulozyten – wichtigen Bestandteilen des Abwehrsystems – im Blut erhöhen. Damit besteht auch ein enger Zusammenhang zwischen Nahrung und Immunsystem, denn wie in Kapitel 13 erklärt wurde, hängt die Besiedelung des Darmes mit Mikroorganismen unmittelbar mit der Art der Ernährung zusammen.

Das Immunsystem des Menschen

Das Immunsystem des Menschen ist ein Erkennungs-, Warnungs- und Abwehrsystem gegen alles was »fremd« ist oder sich aus körpereigenen Zellen zu etwas Fremdem entwickelt. So erkennt das Immunsystem nicht nur *fremde Organismen*, wie Viren, Bakterien, Protozoen, Pilze und Würmer, die krank machen können, oder giftige Stoffe (Toxine) von diesen Organismen oder generell schädliche Stoffe aus der Umwelt (Umweltgifte, Aller-

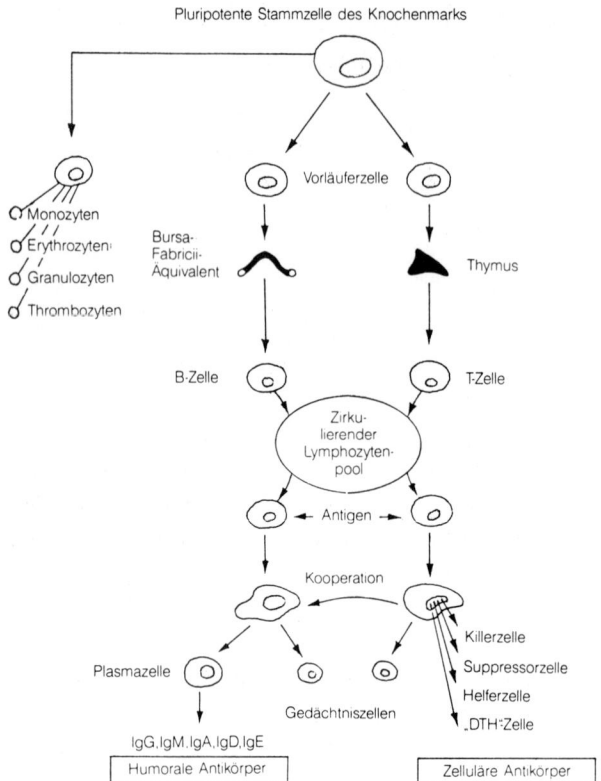

Abb. 24. Die Entstehung humoraler und zellulärer Antikörper aus B- und T-Lymphozyten.

gene), sondern auch körpereigene Zellen, die gealtert, abgestorben, verletzt sind oder zu tumorartigen Zellen deformiert wurden. All dieses Fremde oder Fremdgewordene, das im Organismus Abwehrreaktionen hervorruft, bezeichnet man in der Immunologie als *Antigen*.

Das Erkanntwerden als Antigen provoziert eine Reaktion des Immunapparates. Die Fähigkeit des Organismus, mit seinem Immunapparat so auf eindringendes

Infektionsgut wirken zu können, daß es nicht zur Wirkung kommt, nennt man *Immunität*.

Immunität beruht also auf Abwehrmöglichkeiten. Ohne Immunität wäre der Mensch nicht lebensfähig.

An der Immunabwehr sind eine Vielzahl von spezialisierten Zellen beteiligt, die auf alle Körpergewebe und Körperflüssigkeiten verteilt sind. Hauptkomponenten sind Lymphozyten (weiße Blutkörperchen, die man vorwiegend in Blut und Lymphgewebe findet), Antikörper (Eiweißstoffe, die von den B-Lymphozyten gebildet werden) und verschiedene sog. Freßzellen (Abb. 24). Im menschlichen Körper befinden sich rund 10^{12} Lymphozyten (1.000 Mrd. Zellen), wovon allerdings weniger als 5 % im Blutkreislauf zirkulieren. Die übrigen befinden sich in der Milz, den Lymphknoten, im Thymus und im Knochenmark, wo sie auch gebildet werden.

Antikörper und Lymphozyten repräsentieren zwei Organisationsformen des Immunsystems:

Das *humorale* System (von humor = Gewebeflüssigkeit), welches Immunität durch in Körperflüssigkeiten gelöste Antikörper gewährt. Diese Antikörper stammen von B-Lymphozyten (aus dem Knochenmark reifend) und werden von diesen ins Plasma ausgeschieden. Sie können Antigene spezifisch binden und markieren sie so für die Abwehrzellen.

Das *zelluläre* System umfaßt die T-Lymphozyten (Lymphozyten, die entscheidende Reifungsprozesse im Thymus durchmachen). T-Lymphozyten sind auf die Überwachung von virusinfizierten Körperzellen oder Pilze und Parasiten gerichtet und spielen auch bei der Abstoßung von fremden Geweben eine Rolle.

Im wesentlichen unterscheidet man drei verschiedene Abwehrmöglichkeiten des menschlichen Organismus, die fein aufeinander abgestimmt sind: die sog. »passive« Abwehr, die unspezifische Abwehr und die spezifische Immunabwehr.

»Passive« Abwehr

Sie ist sozusagen die erste wirksame Barriere, noch nicht eigentlich immunologisch, sondern über physikalisch-chemische Faktoren, über biochemische (z. B. über Enzyme) oder über mikrobiell gebildete Schutzmechanismen wirksam. Zu ihr gehört die Säurebildung im Magensaft, die Schleimbildung im Mund-, Nasen- und Rachenraum und im gesamten Verdauungstrakt, die Ausschüttung von bakterienhemmenden Substanzen (Inhibin und Lysozym) im Speichel und Pankreas. Zu ihr gehört auch die Verteidigungslinie der Mikroorganismen auf und in allen Schleimhäuten.

Daß diese Leistung des menschlichen Organismus zum Aufbau dieser effizienten Barriere als »passiv« bezeichnet wird, liegt daran, daß nach der aktiven Ausschüttung der die passive Abwehr ausmachenden Faktoren keine Reaktion des Organismus selbst erfolgt, er *immunologisch* passiv bleibt.

Erst an der Darmwand des mit Nahrungsbrei gefüllten Darms ist das Immunsystem in der Lage, Antigene als Reize zu erfassen und auf sie mit einer (spezifischen) Antwort zu reagieren, ja dieses Ereignis sogar im »Gedächtnis« zu behalten.

Unspezifische Abwehr

Die unspezifische Abwehr geschieht durch im Blut und in Gewebeflüssigkeit vorhandene *Zellen* und *lösliche Komponenten*, die gemeinsam fremde Zellen zerstören können. Die Zellen sind die zu den weißen Blutkörperchen gehörenden *Makrophagen/Monozyten* (Freßzellen), Granulozyten und sog. *Killerzellen*. Die löslichen Komponenten sind eine Reihe aktiver Proteine, die als *Komplementsystem* bezeichnet werden.

Ist eine fremde Zelle eingedrungen, so wird das Komplementsystem durch Antikörper, die sich an Oberflächenmoleküle der Fremdzelle angeheftet haben (Antigen-Antikörper-Komplex) aktiviert. Durch den Aktivierungsschritt wird eine lösliche Komponente an den als Rezeptor fungierenden Antikörper gebunden. Eine Reihe ähnlicher Anknüpfungsreaktionen folgt, die auf zwei unterschiedlichen Wegen zur Zerstörung der fremden Zelle führen:

Durch *Opsonisierungen* (von griech. opson = Lekkerbissen): Hierbei werden Freßzellen angelockt, die die Fremdzelle in sich aufnehmen und verdauen. Granulozyten attackieren komplementmarkierte Fremdzellen in analoger Weise, sterben dabei aber selbst ab. Wenn sich Eiter bildet, so sind das hauptsächlich tote Granulozyten.

Durch *Lyse* (Auflösung): Dabei entstehen durch bestimmte Komponenten des Komplementsystems Löcher in der Membran der Fremdzellen, die zur Auflösung der Zellen führen.

Killerzellen sind für ihre Aktivierung nicht auf das Komplementsystem angewiesen. Sie reagieren direkt auf an die Fremdzellen gebundene Antikörper und zerstören die als fremd erkannten Zellen. Die wichtigste Aufgabe von natürlichen Killerzellen besteht in der Zerstörung von Krebszellen. Ihre Rezeptoren können Krebszellen erkennen und ausschalten.

Spezifische Immunabwehr

Ziel der spezifischen Immunabwehr ist es, gegenüber einem bestimmten Antigen eine spezielle Abwehr zu entwickeln. Die Hauptrolle dabei spielen die *B-* und *T-Lymphozyten* und die *Antikörper*. Die Lymphozyten zirkulieren ständig, sozusagen auf der Suche nach eingedrungenen Antigenen, im Blut. Die Lymphknoten dienen dabei zunächst als Filter, um in die Blutbahn eingedrungene Antigene abzufangen. Eine Infektion ist deshalb oft daran zu erkennen, daß die Lymphknoten anschwellen.

B-Lymphozyten besitzen Rezeptoren zum Erkennen von Antigenen. Treffen sie auf ein Antigen, so werden sie aktiviert und beginnen Antikörper zu produzieren. Diese Antikörper schwärmen nun aus und heften sich an die Fremdzellen an, um sie für den Angriff der Abwehrzellen zu markieren. Gedächtnis-B-Zellen entwickeln beim ersten Kontakt mit einem Antigen sogar ein »Gedächtnis«; beim zweiten Kontakt mit dem gleichen Antigen reagieren sie dann schneller. Diesen Effekt macht man sich bei Auffrischimpfungen zunutze, bei denen kleinste Mengen des Antigens genügen, um eine ausreichende Antikörperproduktion zu erreichen.

T-Lymphozyten können ebenfalls Antigene erkennen, sie produzieren jedoch keine Antikörper, sondern können die Fremdzelle selbst abtöten. Weitere Untergruppen der T-Lymphozyten dienen dazu, die Immunantwort zu steuern (Helfer- und Suppressorzellen), oder fungieren ebenfalls als Gedächtniszellen.

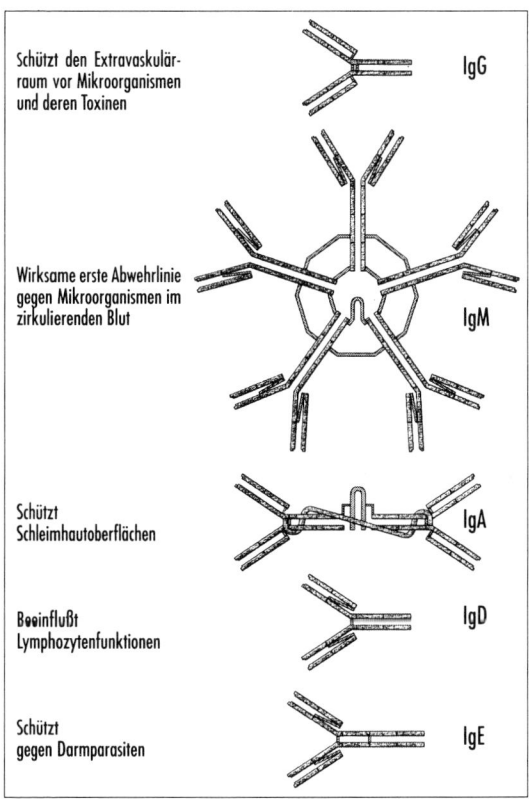

Schützt den Extravaskulär-
raum vor Mikroorganismen
und deren Toxinen

IgG

Wirksame erste Abwehrlinie
gegen Mikroorganismen im
zirkulierenden Blut

IgM

Schützt
Schleimhautoberflächen

IgA

Beeinflußt
Lymphozytenfunktionen

IgD

Schützt
gegen Darmparasiten

IgE

Abb. 25. Die 5 Gruppen von Antikörpern des menschlichen Immunsystems mit ihren wichtigsten Funktionen.

Antikörper (Immunglobuline, abgekürzt: Ig) sind Y-förmige Proteine, die – wie bereits erwähnt – zur Markierung von Antigenen dienen. Man teilt sie in fünf verschiedene Klassen ein: in der Reihenfolge ihrer Häufigkeit IgG, IgA, IgM, IgD und IgE (Abb. 25).

Immunsystem und Allergien

Allergien sind überempfindliche Reaktionen des Immunsystems auf Stoffe aus der Umwelt, die als Antigen wirken. Wie bei der »normalen« Immunantwort gegen Fremdzellen und Krankheitserreger sind Antikörper, B- und T-Lymphozyten beteiligt. Je nach beteiligten Antikörpern treten die Reaktionen innerhalb von Sekunden bis Minuten (Soforttyp) oder Stunden bis Tagen auf.

Am Beispiel des Heuschnupfens sei der Ablauf einer Allergie vom Soforttyp kurz geschildert: Sie beginnt damit, daß B-Lymphozyten nach Kontakt mit Pollen ein Anti-Pollen-IgE produzieren. Dieses IgE wird an Oberflächenrezeptoren von Mastzellen im Körpergewebe gebunden. Bei erneutem Kontakt mit Pollen (dem Allergen) kommt es zu einer Vernetzung der auf der Zelloberfläche gebundenen IgE-Moleküle, und die Mastzelle wird zur Ausschüttung von Histamin und anderen Stoffen stimuliert, die Entzündungen hervorrufen. Folgen sind Rötung von Haut und Schleimhaut, Juckreiz, Rhinitis (Heuschnupfen), Asthma und in schweren Fällen sogar ein Schock.

Nahrungsmittelallergien

Nahrungsmittelallergien waren früher relativ selten, nehmen heute aber stark zu. Allerdings ist nicht jede Unverträglichkeit gleich eine Nahrungsmittelallergie (Abb. 26): Wer fetthaltige Speisen nicht verträgt, ist noch kein Nahrungsmittelallergiker, auch Erbrechen und Durchfall nach Verdorbenem haben nichts mit Nahrungsmittelallergie zu tun.

Unverträglichkeitsreaktionen auf Lebensmittel oder Lebensmittelzusätze verursachen vielfältige Krankheits-

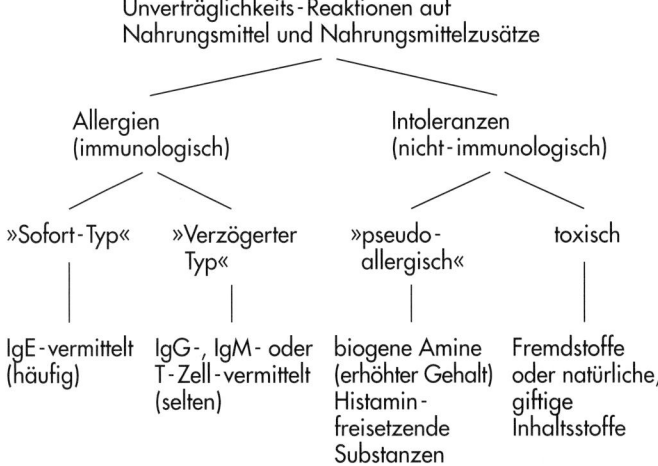

Unverträglichkeits-Reaktionen auf
Nahrungsmittel und Nahrungsmittelzusätze

Allergien (immunologisch)		Intoleranzen (nicht-immunologisch)	
»Sofort-Typ«	»Verzögerter Typ«	»pseudo- allergisch«	toxisch
IgE-vermittelt (häufig)	IgG-, IgM- oder T-Zell-vermittelt (selten)	biogene Amine (erhöhter Gehalt) Histamin- freisetzende Substanzen	Fremdstoffe oder natürliche, giftige Inhaltsstoffe

Abb. 26. Nicht alle Unverträglichkeitsreaktionen auf Nahrungs-
mittel(zusätze) sind wirkliche Allergien: diese beruhen auf Reaktionen des Immunsystems. Nichtimmunologische Intoleranzen
können pseudo-allergisch sein, wenn sie mit dem Symptombild
allergischer Reaktionen auftreten (Erytheme, Rhinitis, Asthma),
aber nicht immunogener Natur sind. Sie treten ohne vorherige
Sensibilisierung über orale Exposition auf.

bilder. Oft sind sie nur schwer von funktionellen Beschwerden abzugrenzen. Man muß unterscheiden zwischen

- toxischen Reaktionen (z. B. nach Pilzvergiftung auf-
  tretender Durchfall),
- Intoleranzen aufgrund von Enzymopathien (En-
  zymmangelkrankheit, erbliche Stoffwechselkrankheit),
- allergischen Reaktionen (also immunologisch bedingt),
- pseudoallergischen Reaktionen (durch Mastzellen-
  aktive Stoffe in Erdbeeren oder Hummer, Nah-

rungsmittelzusätze oder hohen Histamingehalt in Fisch und Käse).

Nahrungsmittel als Allergene oder Allergenträger werden durch die Haut, über die Lunge, durch Schlucken, über Schleimhäute oder über Verletzungen aufgenommen. Die Beschwerden manifestieren sich sofort (nach Minuten), verzögert (nach Stunden) oder spät (nach Tagen).

Zwei Allergien fallen besonders auf:

Kontaktallergien im oberen Verdauungstrakt machen sich in Form von Lippen- und Zungenödem, Entzündungen im Mund- und Rachenraum oder Aphten (entzündliche Mundschleimhaut-Veränderung mit weißlichem Belag) bemerkbar.

Gastrointestinale Allergien als Nahrungsmittelallergien im engeren Sinne sind charakterisiert durch Übelkeit, Erbrechen, Koliken, Durchfall und Blähungen.

Säuglinge und Kleinkinder reagieren am häufigsten auf Kuhmilch allergisch. Mehr als 5 % der Kinder sind betroffen. Sie leiden an Erbrechen, Bauchkrämpfen und Durchfall, aber auch an Bronchitis, Asthma und Ekzemen. Die typischen Zeichen treten bereits innerhalb weniger Wochen nach erstem Kontakt mit Kuhmilch auf. Ohne Therapie ist damit zu rechnen, daß nur 30 % der betroffenen Säuglinge bis zu ihrem 3. Lebensjahr Milch vertragen werden. Bis zum 12. Lebensjahr erhöht sich die Quote der Spontanheilungen auf 50 %.

Stellt sich eine Lebensmittelallergie im Alter unter 3 Jahren ein, verliert sie sich eher wieder, als wenn ein Kind von über 3 Jahren betroffen wird. Überhaupt haben Dreijährige am häufigsten mit Nahrungsallergien zu kämpfen.

Zitrusfrüchte und Tomaten rufen besonders oft Allergien hervor. Aber auch rohes Gemüse (Sellerie), Hühnerei, Milch und Käse führen zu Allergien. Oft sind Allergien gegen Frischobst und Rohgemüse mit einer Überempfindlichkeit gegen Blütenpollen verknüpft. Mittlerweile wird diskutiert, ob eine fehlende Immunkompetenz als Resultat der Säuglingen und Kleinkindern überwiegend verabreichten Fertignahrung zu einer Zunahme der Allergieneigung führt.

Das Immunsystem des Darms

Die bisherige Darstellung des menschlichen Immunsystems mußte auf viele Details verzichten. Dennoch sollte das hochkomplexe Zusammenspiel des über den ganzen Organismus verstreuten Immunapparates deutlich geworden sein. Sein größtes Teilsystem ist das sogenannte *intestinale Immunsystem*, das aus dem den Darm umschließenden Lymphgewebe, den Rachenmandeln, den Gaumenmandeln, den Lymphstrukturen des Wurmfortsatzes und der Peyer-Plaques im Dünndarm besteht.

Die Peyer-Plaques sind kleine Lymphknötchen, die in der Darmwand liegen und sich bis in die untere Mukosaschicht erstrecken. Die Schleimhautoberfläche der Peyer-Plaques (Abb. 27) ist gewölbt und weist nur wenige Villi und Krypten auf. Das Gewebe in diesen gewölbten Bezirken enthält besonders viele Lymphozyten (intraepitheliale Lymphozyten). Das Gebiet unterhalb des Epithels enthält ebenfalls viele Lymphozyten neben Plasmazellen (eine Sonderform der B-Lymphozyten) und Makrophagen (Freßzellen). In den Peyer-Plaques sind sowohl B- als auch T-Lymphozyten vorhanden, aber keine Plasmazellen. Antigene aus dem Darmlumen scheinen vor allem

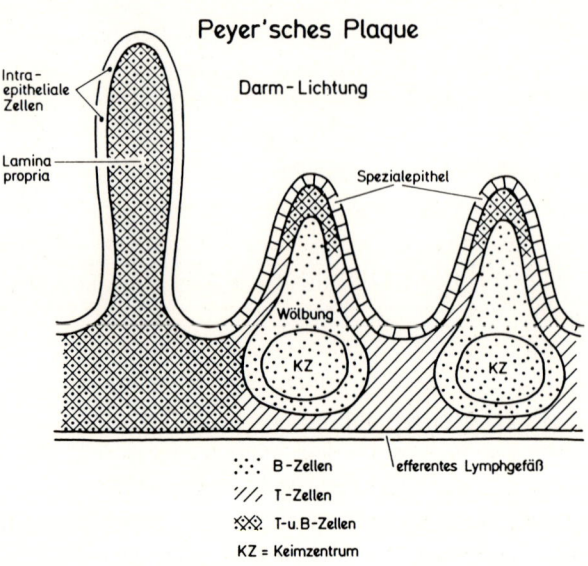

Abb. 27. Peyer'sches -Plaque.

durch das Oberflächenepithel im *Gewölbeteil* der Peyer-Plaques hindurch zu treten.

Die Plasmazellen in der Lamina propria (Bindege-websschicht der Darmschleimhaut), insbesondere des Dünndarms, produzieren Immunglobuline, und zwar vor allem IgA. Dies erklärt die hohe Konzentration von IgA in den Darmsekreten. Ein kleiner Teil des Darm-IgA ge-langt in den Blutkreislauf. Auch im Speichel und Bronchi-alsekret überwiegt IgA, während in anderen Lymphkno-tenregionen überwiegend IgG zu finden ist. Der Darm ist damit die Hauptquelle von IgA im Körper, die Darm-schleimhaut synthetisiert etwa 3 g IgA pro Tag. Diese Produktion wird durch die im Darmlumen befindlichen Antigene stimuliert.

Wozu dient dies alles? Das IgA im Darmsekret ist von großer Bedeutung für die Kontrolle der Bakterienflora des Darms. Es verklumpt Bakterien, und zwar viel wirksamer als IgG oder das IgA im Blut. Es verhindert zudem ein zu festes Haften der Bakterien an der Schleimhautoberfläche und das Bilden mehrschichtiger Bakterienkolonien. Insbesondere bei Gewebsläsionen ist dies wichtig, um Infektionen zu verhindern.

Man konnte zeigen, daß bei einer Schluckimpfung gegen Kinderlähmung die Produktion von spezifischen IgA in die Darmsekrete hinein stimuliert wird. Diese Antikörper sind noch 5 Jahre nach der Impfung nachweisbar, werden also von Gedächtniszellen immer noch produziert und in das Darmlumen zur Abwehr sezerniert. Daraus läßt sich folgern, daß das IgA im Darmsekret auch die Resorption unerwünschter Antigene aus dem Darm verhindern kann. Dies ist nur möglich, weil im Darmsekret reichlich IgA vorhanden ist, andere Antikörper können dies wegen ihrer geringen Menge nicht leisten.

Wir können den Schluß ziehen, daß das Immunsystem des Darms mit seiner spezifischen Struktur eine ganz wesentliche Aufgabe in der Überwachung der Geschehnisse des Darminnenlebens hat, und daß die Immunkompetenz in diesem Bereich durch die kontinuierliche Bombardierung der Darmmukosa mit antigenem Material sichergestellt wird. Erst durch Stimulierung der immunologischen Abwehr wird diese wach und lebendig gehalten.

15 Krebs:
Vorsorge durch Ernährung

Auch wenn die Ursachen des Zusammenhangs von Ernährung und Krebs weitgehend unbekannt sind, wird inzwischen auch in den offiziellen Ernährungsberichten des Bundesministers für Ernährung, Landwirtschaft und Forsten festgestellt, daß Nahrung und Ernährungsweise zum Auftreten bösartiger Tumoren beitragen. Schon 1942 ist von Tannenbaum in der Zeitschrift *Cancer Research* erstmals berichtet worden, daß Ernährung, insbesondere eine fettreiche Ernährung, für das Auftreten ganz verschiedener Tumoren, vor allem von Dickdarmkrebs, verantwortlich sein kann. In den nun vergangenen 50 Jahren ist durch eine Reihe epidemiologischer, aber auch experimenteller Untersuchungen bestätigt worden, daß Lebensgewohnheiten, insbesondere die Ernährungsweise, Tumorerkrankungen zu einem hohen Anteil mitbedingen.

Da es im internationalen Vergleich große Unterschiede im Auftreten bösartiger Tumoren mit bis zu 10fach höheren Inzidenzraten in den westlichen Industrienationen gegenüber asiatischen Ländern und Entwicklungsländern gibt und sich bei Migranten aus Niedrigrisikogebieten in Hochrisikogebiete die Karzinomhäufigkeit rasch angleicht, gilt der Einfluß von Umweltbedingungen, Lebensweise und Nahrung auf die Krebsentstehung als weitgehend gesichert.

Krebs und Krebsursachen

Als Krebs oder Tumor werden bösartige Geschwülste bezeichnet, die entweder aus Zellen epithelialen Gewebes entstehen können und dann *Karzinome* genannt werden, oder aus Zellen des Bindegewebes stammen und dann als *Sarkome* gelten. Bei beiden handelt es sich um ein aus der Kontrolle geratenes Wachstum einzelner Zellen (Primärherd) dieser Gewebe.

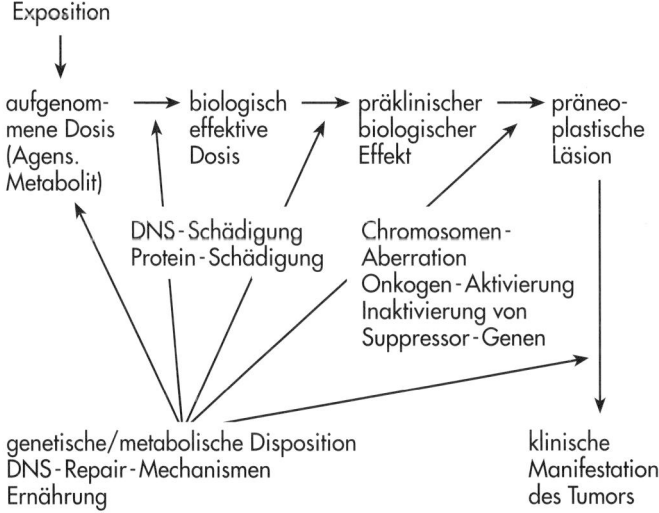

Abb. 28. Bei der Krebsentstehung wirken auslösende Risikofaktoren, genetische Disposition, körpereigene Reparaturmechanismen und Ernährung zusammen.

139

Tabelle 3. Mutmaßlicher Anteil von Umwelteinflüssen an der Inzidenz von bösartigen Tumoren (nach Voigtmann).

Umwelteinfluß	Anteil an der Krebssterblichkeit (%)
Ernährungsweise	35
Tabak	30
Geschlechtsverhalten und Schwangerschaft	7
Berufsbedingte Einflüsse	4
Alkohol	3
Strahlung, natürliche	3
Umweltverschmutzung	2
Medizinische Behandlungen	1
Lebensmittelzusätze	<1
Industrielle Chemikalien	<1
Viren	?
Protozoen	?
Psychische Einflüsse	?

Das sich aus Krebszellen bildende Geschwulstgewebe kann das befallene Organ zerstören, von der Geschwulst sich ablösende Krebszellen können über das Blut oder die Lymphwege in andere Organe gelangen und dort Tochtergeschwülste, sogenannte *Metastasen*, bilden.

Die Ursachen der Krebsentstehung müssen weiterhin als nicht wirklich geklärt bezeichnet werden, obwohl sehr viele auslösende und beitragende Faktoren erkannt sind und verschiedene Phasen der Karzinogenese, differenziert werden können (Abb. 28). Als grundsätzliche Faktoren, die für die Krebsbildung mitverantwortlich gemacht werden müssen, werden neben den Umwelteinflüssen und der Lebensweise (Tabelle 3), die genetische Konstitution (Erbanlagen) und das Lebensalter genannt.

Der Lebensstil des Menschen, der von seinen Ernährungs- und Trinkgewohnheiten und seinem Rauchverhalten mitgeprägt wird, hat vor allem das Auftreten bösartiger Geschwülste des Verdauungstraktes zur Folge (Magen, Darm, Pankreas), aber auch von Krebsarten, die über Hormone regulierte Organe betreffen (Brustkrebs, Prostatakrebs, Ovarialkrebs).

Der Krebs des Verdauungstraktes

Am Beispiel des Tumors der *Speiseröhre* wird deutlich, daß ein und dieselbe Krebsart ganz unterschiedliche Ursachen haben kann: Innerhalb Europas wird er in der Bretagne am häufigsten auf die Kombination von Alkohol- und Tabakkonsum zurückgeführt, während sein häufiges Auftreten in der Bevölkerung Zentralasiens andere Ursachen haben muß, weil diese Menschen im wesentlichen nicht rauchen und nicht trinken. Im Iran wird vermutet, daß der Speiseröhrenkrebs durch den Verzehr verschimmelten Brotes verursacht wird, und in China soll er durch die Gewohnheit, extrem heiße Speisen und Getränke zu sich zu nehmen, begünstigt werden.

Die Häufigkeit von *Magenkrebs* ist in den westlichen Industrieländern rückläufig. Als Ursache mag ein ebenfalls rückläufiger Tabakkonsum gelten. Es wird aber auch ein Zusammenhang mit veränderten Verfahren der Lebensmittelkonservierung gesehen: Das früher häufige Haltbarmachen über Räuchern und Salzen ist zugunsten von Tiefkühlung und nur noch gezieltem Einsatz von Pökelsalz verändert worden.

Ganz anders verhält es sich mit dem *Darmkrebs*. Die Mortalität an Darmkrebs ist in den letzten Jahren ständig gestiegen. Vorsorgeuntersuchungen haben sich als nur wenig aussagefähig erwiesen. An dieser Krebsform wird der Zusammenhang mit den Ernährungsgewohnheiten besonders deutlich. Es konnte gezeigt werden, daß der Gehalt der Nahrung an tierischem Fett und der Verzehr von »rotem« Fleisch (Rind, Schwein, Schaf) das Risiko signifikant erhöht, frühzeitig an Dickdarmkrebs zu sterben, während Fischverzehr und vor allem reichlicher Genuß von frischem Gemüse und Früchten dieses Risiko ebenso signifikant senkt.

Risiken, durch Fehlernährung zu einer Krebsentstehung beizutragen, können auf verschiedene Weise zustande kommen:

- durch Nahrungsmittelzusätze, Rückstände von Pflanzenschutzmitteln, aber auch natürliche Lebensmittelinhaltsstoffe,
- durch langfristige Ernährung mit proportionsveränderter Nahrung statt mit natürlichen Lebensmitteln (fettreiche, ballaststoffarme und zuckerreiche Kost),
- durch Zusammenwirken dieser ernährungsbezogenen Veränderungen mit biologischen Reaktionen: der Darmflora, der Immunabwehr und Stoffwechselvorgängen.

So gelten Nitrat und Nitrit aus Pökelsalz, Benzpyrene (insbesondere das 3,4 Benzpyren) in Räucherwaren, Nitrosamine, verschiedene Pestizide oder Pestizidmetaboliten, Mykotoxine, wie die Aflatoxine des Schimmels als geradezu klassische Karzinogene für verschiedene Krebsarten.

Allerdings ist das Risiko der langfristen Fehlernährung mit verarbeiteten Lebensmitteln, die durch ein Übermaß an Fett, Protein, Zucker, Salz oder Alkohol oder ein Zuwenig an Ballaststoffen, Vitaminen und Mineralstoffen charakterisiert sind, möglicherweise höher einzustufen als die oben genannten Schadstoffe.

Insbesondere dem hohen Fettgehalt und dem niedrigen Ballaststoffgehalt gebührt große Aufmerksamkeit, wenn es um Krebsentstehung und Krebsprophylaxe geht. Eine erniedrigte Ballaststoffzufuhr, d. h. eine Ernährung mit geringen vegetarischen Anteilen, und eine fettreiche, faserstoffarme Ernährung hat zur Folge, daß sich die Zusammensetzung der Darmflora ändert, Gallensäuren zu sekundären Gallensäuren verstoffwechselt werden und diese sekundären Gallensäuren zusammen mit freien Fettsäuren als Tumorpromotoren wirken.

Die Molekularbiologie hat dazu folgendes Modell entwickelt:

- Ein hoher Fettgehalt der Nahrung, der in der Regel mit einem niedrigen Faserstoffgehalt einhergeht, provoziert eine verstärkte Gallensäureproduktion.
- Durch eine veränderte Zusammensetzung der Darmflora, die sich mit dem fettreichen Nahrungsbrei auseinandersetzen muß, werden im Darmlumen aus z. B. Phospholipiden freie Fettsäuren und Diacylglycerol (DAG) produziert und aus Gallensäuren oxidierte, sekundäre Gallensäuren (Abb. 29). Diacylglycerol durchdringt die Epithelzellen der Darmschleimhaut und vermag ein wichtiges Signalenzym, die Proteinkinase C, in der Weise aktivieren, daß über Proteinphosphorylierungsreaktionen sogenannte Proto-Onkogene zu aktiviert werden. Diese Onkogene können die Zellteilung und -reifung stören, was eine entscheidende Voraussetzung für die Krebsentstehung ist.

Tumoren im Magen-Darm-Bereich entwickeln sich über mehrere Stufen. Die erste Stufe ist ein Adenom (Darmpolyp), d. h. eine noch gutartige Veränderung der Schleimhautepithelzellen in Form eines Geschwulstes unter 1 cm Durchmesser. Weitere Stufen sind ein Adenom mit schweren Fehlbildungen und schließlich der Nach-

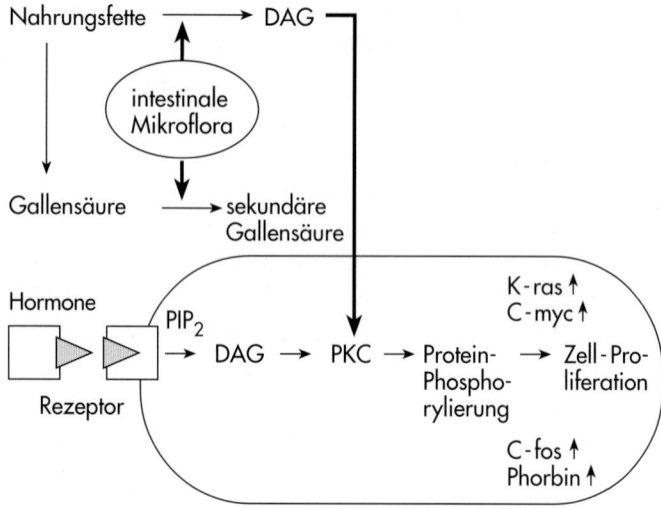

Abb. 29. Postulierter Zusammenhang von Nahrungsfetten und Krebsentstehung. Gesättigte Fette in fettreicher Mahlzeit verursachen vermehrte Gallensäuresekretion. Fette und Gallensäuren unterliegen dem Stoffwechsel durch die intestinale Mikroflora. Im Darmlumen aus dem Fettabbau entstehendes Diacetylglycerol (DAG) wirkt möglicherweise als zusätzlicher Aktivator der Proteinkinase C (PKC) in der molekularen Karzinogenese von Darmkrebs. Entstehende sekundäre Gallensäuren sind experimentell erwiesene, potente Kokarzinogene.

weis eines Karzinoms. Bei dieser Entwicklung der Krebsentstehung spricht man von einer Adenom-Karzinom-Sequenz. Ist der Tumor in die Darmschleimhaut mit ihren Lymphgefäßen eingedrungen, ist die Voraussetzung für seine Metastasierung gegeben. Die Entwicklung eines Karzinoms aus einem Adenom kann 10–15 Jahre dauern.

Es ist noch ungeklärt, ob das Auftreten der ersten Stufe zwangsläufig zur letzten, dem Krebs führt, oder ob die zunehmende Entartung der Adenomzellen durch äußere Einflüsse gefördert wird.

Versuche, die Darmkrebs-Mortalität zu senken, waren bisher nicht erfolgreich. Auch die gesetzlichen Früherkennungsprogramme (Test auf Blut im Stuhl) scheinen die Aussicht auf endgültige Heilung nicht verbessert zu haben. Im Moment arbeitet die Forschung an Methoden, durch molekulargenetische Analysen die Entwicklung von Andenomen bei Personen mit hohem Risiko (familiäre adenomatöse Polypose) bereits vor dem Auftreten von Symptomen zu erfassen. Außerdem versucht man, Medikamente zu finden, mit denen es gegebenenfalls möglich werden könnte, z. B. Adenome im unteren Dickdarm und ihre Entartung zu Karzinomen durch spezifische Wirkstoffe zu reduzieren.

Von grundlegender Bedeutung ist jedoch eine Krebsvorsorge weit vor dem Auftreten von Störungen durch eine Ernährung, die das Risiko, an bestimmten Krebsarten zu erkranken, drastisch vermindert.

Sogenannte Krebsdiäten

Bereits an Krebs erkrankten Menschen, die sich erfahrungsgemäß mit Interesse auf eine Umstellung ihrer Ernährungsweise einlassen wollen, werden eine Vielzahl von Kostformempfehlungen, sog. »Krebsdiäten«, angeboten.

Diese gründen auf zum Teil richtigen Annahmen, wenn biologische Grundlagen als Bewertungskriterien herangezogen werden, wie sie in den vorangegangenen Kapiteln dargestellt wurden. Der Leser wird sich daher selbst eine Meinung bilden können, wenn hier einige der bekanntesten Ernährungstherapien in alphabetischer Reihenfolge aufgeführt werden:

Nach Bircher-Benner

Für Bircher-Benner ist eine allmähliche Übersäuerung von Gewebe Ursache für die Entstehung von Krebs. Wichtigster Säurefaktor ist die Harnsäure, die vor allem aus der Verstoffwechslung von Eiweiß, insbesondere in Form von Fleisch, entsteht. Deshalb seine Ernährungsempfehlung: weitgehender Verzicht auf Fleisch und dafür hohe Anteile an pflanzlicher Rohkost.

Nach Burger

Burger empfiehlt die extremste Form von Rohkost: Alle Nahrungsmittel, auch Fleisch und Fisch, sollen in möglichst unveränderter Form, also roh verzehrt werden. Damit solle dem natürlichen Ernährungsinstinkt gefolgt werden (»Instinktdiät« nach Burger).

Nach Gerson

Die Krebsdiät nach Gerson sieht zunächst eine Entgiftung des Organismus durch Einläufe vor und gründet sich dann auf eine nicht künstlich gesalzene Ernährung mit rohen Früchten, Salaten und Säften, vorsichtig gekochten Gemüsen, Kartoffeln, Haferflocken und salzlosem Roggenbrot. Zusätzlich werden frischer Kalbslebersaft, Schilddrüsenpräparate und Vitamin B_{12} empfohlen. Ziel dieser »Krebstherapie« ist die Einstellung eines günstigen Natrium-Kalium-Haushaltes, der durch isolierte Zucker, Salz und Fleischproteine gestört würde.

Nach Hay

Die Grundidee der sogenannten Hay-Trennkost liegt darin, eiweißhaltige von kohlenhydratbetonter Ernährung zu trennen, um bei einer Mahlzeit nicht zu vermischen, was in der Natur getrennt vorliegt und was die Gesetze der Verdauung stört.

Hintergrund ist wieder die Idee, das Säure-Basen-Verhältnis eines Organismus, das grundsätzliche Bedeutung für einen vitalen Körper hat, nicht dadurch zu zerstören, daß eiweißbetonte und kohlenhydratreiche Lebensmittel zusammen verdaut werden müssen.

Nach dieser Idee benötigen Eiweiße saure Verdauungssäfte, Kohlenhydrate basische, so daß gemeinsamer Verzehr stets eine ungenügende Verdauung, insbesondere der Kohlenhydrate, zur Folge hätte. Diese würden dann im Darm gären können, damit dem Körper »Schlacken« zur Verfügung stellen und ihn durch unnötigen Energieaufwand belasten.

Nach Kuhl

Kuhl empfiehlt als »Schutzkost gegen Krebs« eine Milchsäurekost: eine laktovegetabile Mischkost mit hohem Anteil an milchsäurehaltigen Lebensmitteln (Buttermilch, Sauermilch, Joghurt, Quark). Diese Kost ist fettarm, verbietet Zucker und gesüßte Lebensmittel und alle Stärkeprodukte (Weißbrot, Kuchen, Nudeln), weil diese als Isolate »entwertet« sind. Ziel dieser Kostform ist es, Gärungen zu vermeiden und durch einen hohen Milchsäuregehalt dem Gärungsstoffwechsel der Krebszellen regulatorisch entgegenzuwirken.

Nach Kushi und Oshawa

Die Makrobiotik ist eine von dem japanischen Philosophen Oshawa begründete Ernährungslehre, die, in eine ganze makrobiotische Lebensweise eingebettet, gesundheitserhaltend wirken soll. Kushi hat dies in eine Krebsvorbeuge-Diät umdefiniert. Sie besteht darin, das regelmäßige Essen zur Hälfte aus Vollkorngetreide, zu 20–30 % aus Gemüse (eingelegt oder erhitzt) mit rohen Salaten und zu 10 % mit Hülsenfrüchten, gegebenenfalls einige Male in der Woche durch kleine Mengen weißfleischigen Fisch oder Meerestiere ergänzt, zu gestalten. Obst aus der eigenen Klimazone und als Getränk nichtanregende Teesorten, die keinen aromatischen Geruch haben sind zu bevorzugen.

Nicht auf dem Speiseplan sollen Fleisch von Säugetieren, tierisches Fett, Geflügel, Milchprodukte, Zucker, Saccharin oder chemisch behandelte (gefärbte, konservierte, besprühte) und alle verfeinerten, polierten Getreide, Mehle, Mehlprodukte oder industrielle Massenware (Dosen, Tiefkühlprodukte) stehen.

Nach Seeger

Die in der Öffentlichkeit häufig zitierten rote Bete, die das Krebswachstum bremsen, werden von Seeger dahingehend interpretiert, daß Wirkstoffe dieses Lebensmittels auf einen entgleisten Stoffwechsel regulativen Einfluß nehmen können.

Nach Zabel

Ernährungstherapeutische Maßnahmen haben bei der Behandlung von Krebspatienten eine herausragende Bedeutung. Ohne sie können andere Behandlungsmethoden nicht erfolgreich sein, allerdings können sie diese wiederum nicht ersetzen. Zabel empfiehlt eine knappe Ernährung, die einen hohen Gehalt an Wirkstoffen hat und damit der Stoffwechselentgleisung von Tumorgeweben entgegenwirkt: magere Milch, besser Sauermilchprodukte, Vollschrote, Rohkost, gekochte Gemüse und kaltgepreßte Öle mit hohem Anteil noch ungesättigter Fettsäuren (Linolensäure).

Nach Zabel sind fette, zu eiweißreiche und gezuckerte Lebensmittel verboten, dagegen gelegentlich erlaubt: mageres Rindfleisch, Kalbfleisch, Vorzugsmilch und Süßigkeiten aus Fruchtzucker.

Grundsätzliche Ernährungsregeln für Krebskranke

Nicht ein »guter«, sondern ein »richtiger« Ernährungszustand verspricht einen günstigeren Krankheitsverlauf. Das heißt, daß immer die Umstände des Einzelfalles zu berücksichtigen sind. Dazu gehören der körperliche Zustand, aber auch das Ernährungsverhalten des Patienten. Sicher wird es für ihn zur Lebensqualität beitragen, auch wenn er keine strikten Vorschriften bekommt, sondern aus mehreren Vorschlägen wählen kann (Wunschkost).

Während der medizinischen Krebstherapie empfiehlt die Deutsche Krebshilfe:

Meiden

Fette und süße Speisen (Paniertes, Fritiertes, fette Fleisch- und Wurstwaren, Schokolade, Marzipan, Sahne, Buttercreme-Torten;

Blähendes Gemüse (Erbsen, Bohnen, Linsen, Kohl, Zwiebeln, Gurkensalat);

Säurereiches Obst (Zitronen, Apfelsinen, Grapefruit, Rhabarber, Johannisbeeren);

Frisches, grobschrotiges Brot; große Mengen Nüsse, Frischkornmüsli, hartgekochte Eier;

Scharf Gebratenes, Gewürztes, Geräuchertes, Gesalzenes;

Alkohol, starker Bohnenkaffee, kohlensäurereiche Säfte.

Empfehlenswert

Kleine Mahlzeiten häufig (bis zu 8mal) einnehmen;
Abwechslungsreicher essen als nur Kartoffelbrei, Brötchen und Süßspeise;
Gemüse(säfte) regelmäßig, rohes (reifes) Obst, Voll-

kornnahrung, milde Käsesorten;
Fette mit niedrigem Schmelzpunkt (Butter, Pflanzenöle);
Reichlich trinken (Kräutertee, Stille Wasser, schwarzer Tee, röststofffreier Spezialkaffee);
Nahrungsmittel wählen, die man mag und die gut vertragen werden.

Empfehlungen für eine gesundheitsfördernde Ernährung

Zum Schluß dieses Kapitels sei nochmals zusammengefaßt, wie gesundheitsförderndes Ernährungsverhalten aussehen könnte. Empfehlungen oder Grundsätze, wie:

Fettaufnahme reduzieren,
ballaststoffreiche Lebensmittel bevorzugen,
auf ausreichende Mineralstoff-/Vitaminzufuhr achten,
Übergewicht vermeiden,

helfen dabei wenig, denn wer denkt beim Einkaufen schon an Ballast- oder Mineralstoffe. Auch dürfte es schwierig sein zu erkennen, was »ausreichend« ist, z. B. an Vitamin C oder Kalzium: hier sind auch Experten oft überfordert.

Deshalb einige einfache Hinweise:

Beim Einkauf
Herkunft und Frische der Lebensmittel beachten,
Produkte aus biologisch-kontrolliertem Anbau saisongerecht wählen.
Industriell hergestellte Lebensmittel weitgehend meiden.

■ *Beim Zubereiten*
Schonende Verfahren zum Garen einsetzen.
Gut mit Kräutern würzen und wenig verarbeitete
Fette oder Öle verwenden.
Isolierte Zucker- und Pulvermischungen meiden.
■ *Beim Verzehren*
Sich Zeit lassen, gut kauen.
Keine zu kalten, keine zu heißen Speisen.
Auf Abwechslung mit hohem Anteil Rohkost achten.

Lebensmittelqualität und Gesundheit

16 Das Lebensmittelangebot

Wer sich das gesamte Angebot an Lebensmitteln vor Augen führt, wird Erstaunliches entdecken. Eine unglaubliche Vielfalt tut sich auf, geradezu täglich kommt etwa Neues hinzu, und es sieht alles so frisch und appetitlich aus. Und vieles hat einen Markennamen.

Mindestens 80 % dessen, was gegenwärtig in Deutschland gegessen wird, stammt aus industrieller Verarbeitung. Lebensmitteltechnologie und Lebensmittelchemie sind zu den tragenden Faktoren des Rationalisierungsprozesses der Nahrungsversorgung geworden. Die Menschen essen zunehmend gemachte Markenartikel.

Diese Markenartikel sind Erzeugnisse, die

> »das Vertrauen des Käufers gewinnen müssen. Vertrauen aber setzt Qualität und Verläßlichkeit voraus. ... Qualität heißt für den Markenartikel ein ständiges, hohes Güteniveau zu bewahren, den technischen Fortschritt und den Wandel der Verbraucherbedürfnisse zu berücksichtigen.« (Nestlé)

Werbeslogan für diese Markenartikelqualität: »Qualität ist unsere Natur«.

Nestlés Natur, exemplarisch für das Naturverständnis moderner Lebensmittelindustrie, gilt es zu hinterfragen: Worauf stützt sich das Gütesiegel?

Nährstoffe, Zusatzstoffe und Produkte

Grundlage für die industrielle Lebensmittelproduktion ist ein Konzept von Nahrung und Ernährung, das heute als Dogma der Ernährungswissenschaften angesehen werden kann: Lebensmittel sind bloße Träger von Nährstoffen. Sie haben ihren Sinn nur darin, Lieferanten dieser wertvollen Inhaltsstoffe zu sein. Diese auf molekulare Bestandteile bezogene Sichtweise von Nahrung geht auf Prout (1827) zurück, der mit den damaligen chemischen Nachweismethoden Neuland betrat und erstmals Kohlenhydrate, Fette und Eiweiße in Lebensmitteln nachwies und als solche definierte. Rubner (1854–1932) hat den Bedarf an diesen Nährstoffen ermittelt und dabei differenziert in einen Nährstoffbedarf für den Energiestoffwechsel und einen Nährstoffbedarf für den Erhaltungsstoffwechsel.

Nährstoffmixturen

Mit den nach dem Sputnik-Schock in den 50er Jahren gestarteten Experimenten der NASA (National Aeronautics and Space Administration), in denen es galt, den quantitativen Teil der nährstofflichen Versorgung des Menschen zu ermitteln, wurde nicht nur Nahrung für den Weltraum geschaffen. Die Ergebnisse dieser Forschungen ermöglichten mehr, auch wenn die Astronauten selbst diese anzurührenden Pulvermischungen verweigerten. Die Pulver wurden eine lebensrettende Versorgungsmöglichkeit in der *künstlichen Ernährung* Bewußtloser auf Intensivstationen. Sie wurden zur Möglichkeit, über *Sondennahrung* eine Versorgung von Patienten vor Operationen zu gewährleisten. Und die »Astronautennah-

Tabelle 4. Zusammensetzung der »Astronautennahrung«, einer chemisch definierten, voll bilanzierten Diät.

Aminosäuren

L-Isoleucin	0,275	g
L-Leucin	0,435	g
L-Lysin-monohydrochlorid	0,327	g
L-Methionin	0,282	g
L-Phenylalanin	0,313	g
L-Threonin	0,275	g
L-Tryptophan	0,085	g
L-Valin	0,303	g
L-Alanin	0,293	g
L-Arginin-hydrochlorid	0,537	g
L-Asparaginsäure	0,625	g
L-Glutamin	1,032	g
Glycocoll	0,478	g
L-Histidin-monohydrochlorid-monohydrat	0,133	g
L-Prolin	0,392	g
L-Serin	0,202	g
L-Tyrosin-ethylester,	6,330	g
Hydrochlorid	0,343	g

Kohlenhydrate

Glucose-Monohydrat	24,0	g
Oligosaccharide (aus enzymatisch und hydrolytisch abgebauter Maisstärke)	45,5	g
	69,5	g

Essentielle Fettsäuren

Safloröl	0,222	g

Vitamine und sonstige Stoffe

Vitamin-A-acetat (834 I.E.)	0,287	mg
Vitamin C	11,7	mg
Vitamin D_2 (67 I.E.)	1,67	µg
Vitamin-E-acetat	3,33	mg
Aneurinchloridhydrochlorid (Vitamin B_1)	0,2	mg
D-Biotin	0,033	mg
Calcium-C-pantothenat	1,67	mg
Cholinhydrogentartrat	14,17	mg
Cyanocobalamin (Vitamin B_{12})	0,83	µg

Tabelle 4. Fortsetzung.

Folsäure	0,017	mg
Inosit	19,42	mg
Nicotinsäureamid	2,22	mg
Pyridoxinhydrochlorid (Vitamin B_6)	0,33	mg
Riboflavin-5-phosphorsäureester, Natriumsalz (Vitamin B_2)	0,2	mg
Phytomenadion (Vitamin K_1)	0,02	mg
Natriumgylcerophosphat	430,0	mg
Gluconsäure-δ-lacton	1,06	g
Sorbinsäure	150,0	mg

Mineralien und Spurenelemente

Natriumchlorid	978	mg
Kaliumchlorid	672	mg
Calciumchlorid	489	mg
Magnesiumoxid	43,2	mg
Eisen(II)-sulfat	8,26	mg
Kupfer(II)-acetat	1,03	mg
Mangan(II)-acetat	2,09	mg
Zinkchlorid	0,14	mg
Kaliumiodid	0,03	mg

rung« konnte zur *Entlastung* des Pflegepersonals eingesetzt werden, weil sich mit ihr die Stuhlfrequenz bettläge-
riger Patienten drastisch auf einmal in 14 Tagen reduzieren läßt.

Heute hat sich das Anwendungsfeld dieser chemisch definierten Diät außerordentlich erweitert. Das
wurde möglich, weil der ekelerzeugende Geruch und Geschmack und das graue Aussehen dieser Mischungen
durch entsprechende Aroma- und Farbstoffe überdeckt
wurde, so daß sie auch von Menschen mit Bewußtsein
akzeptiert werden können.

Auf diese Weise konnte sich nach der Etablierung
einer Industrie für chemische Nährstoffe (aus landwirtschaftlichen Rohstoffen) auch eine Industrie der chemi-

schen Zusatzstoffe etablieren, die zu einer vielfältigen Produktpalette allein aufgrund von Nährstoff- und Zusatzstoffmischungen geführt hat.

Die weitestgehend natürlichen oder naturidentischen Nährstoffe des ersten allgemein verfügbaren Präparates in Pulverform sind in Tabelle 4 aufgeführt.

Lebensmittel-Zusatzstoffe

Zusatzstoffe sind alle Stoffe, die nicht normale Lebensmittelrohstoffe oder deren Inhaltsstoffe sind und trotzdem für die Lebensmittelherstellung benutzt werden. Begründet wird ihr Zusatz damit, die Beschaffenheit von Nahrungspräparaten beeinflussen zu müssen oder bestimmte Eigenschaften und Wirkungen erzielen zu wollen, wie Haltbarkeit, Farbe, Geschmack. Die wichtigsten Gruppen sog. Zusatzstoffe sind in Tabelle 5 zusammengefaßt.

Eine Zusatzstoff-Zulassungs-Verordnung regelt, welche Lebensmittel welchen Zusatzstoff in welcher Menge enthalten dürfen. Jeweils gesonderte Vorschriften gelten für Fleisch und Fleischerzeugnisse, Milch und Milcherzeugnisse, Ei-Produkte, Speiseeis, Kaugummi, Aromen, Trinkwasser, diätetische Lebensmittel und Wein. Zutaten müssen, mit Ausnahmen, deklariert werden. Bei einer Reihe von Zusatzstoffen genügt die Angabe der Klassenbezeichnung (Aromastoffe, Emulgator), andere benötigen neben dem Klassennamen die E-Nummer oder ihre Verkehrsbezeichnung.

Es gibt weit mehr Zusatzstoffe als in der E-Nummernliste aufgeführt sind. Allein 6.000 Aromenprodukte werden von der Fa. Riedel-arom der Hoechst AG in Dortmund vertrieben, ständig verfeinert und in Lebensmittel kunstvoll »eingebaut«; daran arbeiten Teams von

Tabelle 5.

a Zusatzstoffe, die nur mit Klassennamen gekennzeichnet werden müssen	b Zusatzstoffe, die mit Klassennamen und Verkehrsbezeichnung oder E-Nummer gekennzeichnet werden müssen
Aromastoff (natürlicher, naturidentischer oder künstlicher)	Antioxidationsmittel
Backtriebmittel	Farbstoff
Emulgator	Konservierungsstoff
Geliermittel	Künstlicher Süßstoff
Geschmacksverstärker	Mehlbehandlungsmittel
Modifizierte Stärke	Trennmittel
Säuerungsmittel	Überzugsmittel
Säureregulator	Phosphate
Schaumverhüter	Zuckeraustauschstoffe
Schmelzsalz	
Schwefeldioxid	
Verdickungsmittel	

Experten: Konserventechniker, Fleischermeister, Getränketechnologen, Agraringenieure, Konditoren, Destillatoren, Laboranten etc.

Mit den daraus gemixten Produkten, die alles Erdenkliche sein können vom Brot über den Früchtejoghurt bis zur Dosensuppe, schluckt jeder Europäer zwischen 3 und 7 kg Zusatzstoffe pro Jahr, möglicherweise 10 bis 15 kg.

Zusatzstoffe sind nicht grundsätzlich unbedenklich. Sie unterliegen zugelassenen (nicht zulässigen!) Höchstmengen aufgrund eines toxikologischen Profils, das in verschiedenen Ländern unterschiedlich eingeschätzt wird: In Griechenland, Island und Norwegen sind z. B. keine synthetischen Farbstoffe zugelassen, in der UdSSR 3, in Kanada 9, in Deutschland 13.

Eine besondere Lücke in der Deklarationspflicht besteht dann, wenn Zutaten zu Nahrungsmitteln Zusatzstoffe enthalten. Auf einem industriellen Kuchen oder Joghurt mit konservierungsstoffenthaltender Marmelade wird der Konservierungsstoff nicht deklariert sein.

Die Zusatzstofftechnologie ist eine Technologie, die weitgehend außer Kontrolle geraten ist. Durch sie bedingte Allergien gelten als »Restrisiko« der industriellen Produktion von Lebensmitteln.

Formula-Diäten und Convenience-Produkte

Als Beispiele sollen im folgenden zwei Produktgruppen vorgestellt werden: die Formula-Diäten und eine »Convenience-Suppe«.

Formula-Diäten sind Nährstoffgemische, die vorgeben, ein bestimmtes Ernährungsproblem zu lösen (»wenn das Essen zum Problem wird«) oder für eine bestimmte Sportart die leistungsunterstützende Ernährung zu bieten. Für sage und schreibe 44 verschiedene Sportarten werden solche Mixturen angeboten, die bei Einnahme zur richtigen Zeit optimale sportliche Leistungen versprechen.

Betrachten wir einmal die Argumentationskette, die von einem Hersteller benutzt wird, um eine Zusatznahrung für Kranke an den Mann bzw. die Frau zu bringen:

Problemstellung: Krankheit verringert Lust auf Essen.

Dieser Gegensatz wirft Fragen auf: Wodurch entsteht verminderte Eßlust? Wie lassen sich Mangelerscheinungen vermeiden?

Ganz einfach: Jeder Mensch benötigt zur Erhaltung seiner Gesundheit ein ausgewogenes Nahrungspa-

ket, schließlich ist sein Körper in ständiger Bewegung (»denken Sie nur an das Schlagen des Herzens, die Atmung, den Aufbau von Blut und Muskelgewebe«). Für alle diese Vorgänge werden Brenn-, Bau- und Abwehrstoffe benötigt. Eiweiße, Kohlenhydrate, Fette, Vitamine, Mineralstoffe und Flüssigkeit sind solche Nährstoffe. Durch Krankheit sind Aktivitäten des Körpers geringer als normal, aber er braucht mehr Nährstoffe (»denken Sie nur an erhöhten Atem- und Herzrhythmus«). Mehr essen geht nicht, denn die Krankheit verringert den Appetit. Daraus folgen Mangelerscheinungen, die die körperliche Abwehr schwächen. Was tun?
Die Lösung: Zusatznahrung. Wann?
Bei verminderter Eßlust, bei Krebs, nach einer Operation.
Wieviel? Das ist portioniert: 200 ml mit Strohhalm in 6 verschiedenen Geschmacksrichtungen (alle gleiche Zusammensetzung): Vanille, Kakao, Erdbeere, Aprikose, Mokka, Waldfrucht. Es schmeckt *wie* Natur.

Convenience food ist die Heimvariante von Fast food. Alles ist industriell gemacht, muß aber noch erhitzt, mit Wasser aufgekocht, aufgeschlagen oder sonst was werden, und dazu braucht man noch Geschirr.

Am Beispiel einer Hühner-Reis-Suppe in der Tüte (Abb. 30) soll deutlich werden, daß diese kein reiner Nährstoffmix ist, sondern auch behandelte Ingredienzen natürlicher Herkunft aus vielerlei Quellen und von vielen unterschiedlichen Firmen enthält.

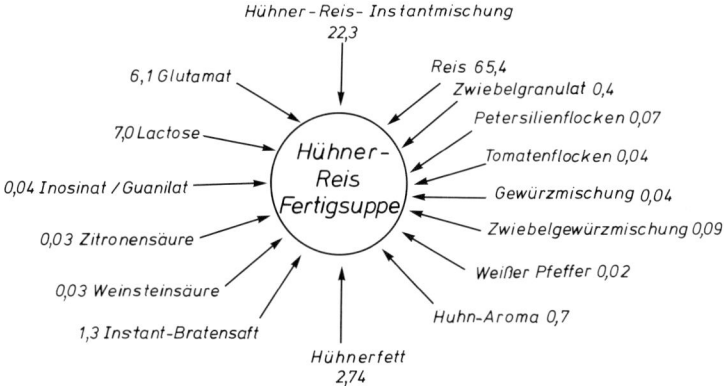

Abb. 30. Instant-Mischung der Hühner-Reis-Tütensuppe eines deutschen Fertiggerichte-Herstellers für den internationalen Markt. Die zu 22,3 % enthaltene »Instantmischung« besteht aus 8 Komponenten, von denen Kochsalz mit über 50 % den Hauptteil ausmacht (nähere Angaben b. Autor).

Lebensmittelkonzerne

Der Lebensmittelmarkt konzentriert sich zunehmend in der Hand weniger Konzerne. Genossenschaftlich organisierte Handelsketten, wie EDEKA, werden mit ihren »Nachbarschaftsläden« immer kleiner, gleichzeitig vergrößert sich der Umsatz der großen Konzerne wie REWE, Tengelmann, ALDI etc. Ebenso stark wie im Handel ist die Konzentration in der Lebensmittelindustrie: Die größten Konzerne weltweit sind Nestlé, Unilever, Kraftco, Esmaric, Philip Morris, Coca Cola und natürlich McDonalds.

Die Großen der Deutschen Ernährungswirtschaft sind die Deutsche Unilever, die Reemtsma-Gruppe, Bay-Wa (zu Raiffeisen Bayern gehörend), BAT (British American Tobacco), Philip Morris (Eigentümer von General

Foods), Deutsche Nestlé-Gruppe, Dr. Oetker, Coca Cola, Rothfos, Eduscho, Tchibo, Lekkerland, Melitta-Gruppe, Monheim, Scipio, Milupa, Bahlsen, Maizena, HAG/General Foods, Eckes etc.

Wachstum und Fusionen erfolgen in dynamischer Weise, so daß die Verflechtungen und Zugehörigkeiten bedeutender Lebensmittelfirmen zu den Konzernen nicht immer transparent sind. Allein zu Nestlé Deutschland gehören mit Maggi, Thomy, Buitoni, Nestlé Milchfrischprodukte, Herta, Dörffler, Findus, Nescafé, Nescaffe Capuccino, presso-presso, Dallmayr, Nesquick, Caro, Bären-Marken, Glücksklee, Alete, Beba, smarties, Nuts, Kitkat, After Eight, Choclait Chips, yes, Galak, Sarotti, Dany snack, Nestlé Foodservice und Libby's 28 Firmen bzw. Marken.

Mit einer Produktliste einzelner Firmen wäre der Umfang dieses Buches erschöpft. Hier geht es nur um den Hinweis auf die Größe, den Umfang und die globale Vernetztheit des Marktes für Nahrungsmittel. Die Konzerne haben damit sowohl Einluß auf die Primärproduktion in der Landwirtschaft als auch gleichzeitig auf die Masse der Konsumenten.

Bei einigen der großen Konzerne ist auffallend, daß sie parallel zu ihrem Nahrungsmittelsektor oft noch einen ebenso bedeutenden Chemiesektor haben: Wasa gehört Sandoz, Tchibo ist verbunden mit Beiersdorf; zu Oetker gehört die chemische Fabrik Budenheim.

Mit der nun im Entwurf vorliegenden EU-Verordnung zu »Novel Food« wird sich die Produktpalette an Nahrungsmitteln weiter verändern.

Als Reaktion auf die Chemisierung sowie bio- und gentechnologische Einflüsse auf die Erzeugung von Nahrungsmitteln ist jedoch auch die Nachfrage nach alternativen Lebensmitteln gestiegen. Auf diesen Zug sind nun nicht nur die in der AGÖL (Arbeitsgemeinschaft ökologi-

scher Landbau) zusammengeschlossenen Verbände Demeter, Bioland, Naturland, ANOG und GÄA sowie der
Biokreis Ostbayern aufgesprungen. Auch die Großkon-
zerne haben sich des »BIO« bemächtigt. Dadurch wird
für die Verbraucher das Erkennen echter Bio-Produkte
erschwert. Die EU-Bio-Verordnung hat hier offensichtlich noch nicht wirksam werden können. Sie soll neben
dem Schutzbedürfnis der Verbraucher auch und vor allem den Wettbewerb regeln. Für Produkte aus »ökologi-
schem Anbau«, die Mindestnormen entsprechen, wird es
spezielle Etikettierungsvorschriften geben, wie es Öster-
reich nun schon längere Zeit und seit 1994 auch Sachsen
als bisher einziges Bundesland vorschreiben.

▥ Bioprodukte

Die Nachfrage nach unverfälschten Lebensmitteln
und die Umstellung von der üblich gewordenen »Zivilisa-
tionskost« auf eine Ernährung mit möglichst naturbelas-
senen Produkten hat auf der Angebotsseite des Lebens-
mittelmarktes die Produktpalette der »Bio-Kost« entstehen lassen.

Dies geschah gegen großen Widerstand der am
Nahrungsmittelmarkt Beteiligten: der Vermarkter, der
Verarbeiter, vor allem der chemischen Industrie. Anfang
der 80er Jahre startete die Ernährungsindustrie eine
Kampagne gegen Bio-Kost (»Alternative Kost – keine
Alternative«), die mit einem Forschungs- und Propagan-
daaufwand von 6 Millionen DM unter kräftiger Mitfi-
nanzierung durch die chemische Industrie geplant und
durchgeführt wurde. Sie basierte jedoch auf so gravieren-
den Fehlern in der Probennahme, in der Auswertung der
Daten und in der Argumentationsweise, daß sie bei einer

kritischer gewordenen Bevölkerung wohl eher zum Auslöser einer Pro-Biokost-Bewegung wurde.

Heute gehört das Wissen um das chemische Ackerdoping zum Allgemeinwissen. Die Verbände der Agrarwirtschaft und der Pestizidhersteller stehen unter einem ständigen Begründungszwang, daß die Rückstände in den Lebensmitteln den gesetzlichen Vorschriften der Höchstmengen-Verordnung entsprechen und behördlich überwacht werden. Und die Verbraucher mißtrauen mittlerweile den Experten, die diese Zumutungen für einen lebenslangen Pestizidkonsum als »gesund« errechnen.

Bio-Produkte haben den Anspruch, die Anforderungen, die die Vollwerternährung verlangt, zu erfüllen. Das ist vornehmlich

 ▪ ein kontrollierter, ökologischer Landbau unter weitgehender Vermeidung von mineralischer Düngung und chemischem Pflanzenschutz,
 ▪ Sortenwahl, die standortgerecht und jahreszeitenüblich produzierbar ist,
 ▪ eine auf Langfristigkeit ausgerichtete Bodenpflege,
 ▪ eine Vermarktung unter Vermeidung von Lebensmittelverarbeitung, Zusatzstoffen und aufwendiger Verpackung.

Die den Verbänden des ökologischen Landbaus sich selbst auferlegten Richtlinien gewährleisten in Ermangelung einer gesetzlichen Regelung eine Produktionsweise durch ökologische Landwirtschaft (Abb. 31).

Der Handel mit Bioprodukten erfolgt weitgehend über Direktvermarktung (Wochenmärkte), durch Erzeuger-Verbraucher-Gemeinschaften und zunehmend auch über den konventionellen Handel. Auf die Herkunft und Deklaration der Anbauorganisation ist allerdings zu achten, denn Begriffe wie »aus biologi-

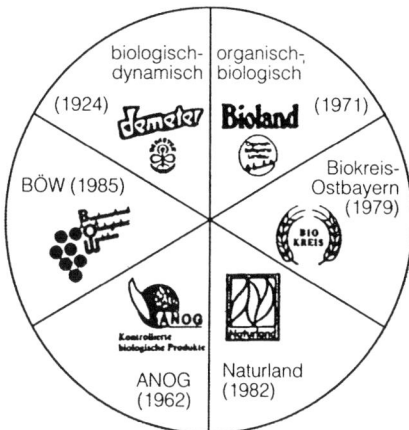

Abb. 31. Ökologischen Landbau koordinierende Verbände wie Bioland, Demeter, Biokreis-Ostbayern, Naturland, ANOG und Bundesverband ökologischer Weinbau sind seit 1988 in der AGÖL (Arbeitsgemeinschaft ökologischer Landbau) zusammengeschlossen und garantieren die Einhaltung der Richtlinien des ökologischen Landbaus.

schem/ökologischem Anbau« oder »naturgemäß, kontrolliert« sind nicht geschützt und können von jedermann benutzt werden.

17 Kriterien für die Lebensmittelwahl

Das Angebot auf dem Lebensmittelmarkt ist vielseitig, bunt, ansprechend, aber nicht immer leicht bewertbar. Da ist eine Menge TUTÜ-food darunter (= teuer, ungesund und total überflüssig), und die Vielfalt wird noch gesteigert: »Die Zombies kommen.« Gourmet-Chef Siebeck von der *ZEIT* charakterisiert mit dieser lockeren Beschreibung die postmodernen Nährstoffkompositionen einerseits und die durch Bestrahlung ewig jung gemachten Viktualien andererseits. Und er setzt Qualitätsansprüche dagegen, die nicht nur überlebenswichtig sind, sondern auch die Genußqualität von Essen ausmachen: Laßt die Zombies nicht in Eure Küche.

Trendanalysen der Lebensmittelindustrie

Die Nahrungsmittelindustrie, immer vermittelnd, daß sie ja des Königs Kunden Wünsche nur erfülle, entwickelt heute Produkte, die der Kunde vielleicht in 10 bis 20 Jahren wünscht. Deshalb werden jeweils Aufträge für Trendanalysen vergeben, in den 80er Jahren beispielsweise für das Ernährungsverhalten um das Jahr 2000. Gewisse Hinweise gibt den Marktforschern die soziodemographische Entwicklung der zurückliegenden Zeit, aus der sie versuchen, Prognosen für die Zukunft abzuleiten:

> Der Anteil junger Menschen nimmt ab, der Anteil alter Menschen nimmt zu.
> Das Bildungsniveau steigt.
> Die Arbeitszeit ist kürzer, die Freizeit ist länger.
> Die Personenzahl der Haushalte sinkt; Ein- und Zwei-Personenhaushalte nehmen zu.
> Das verfügbare Einkommen steigt.
> Die instrumentelle Ausrüstung steigt, Gefriertruhen, Mikrowellen, Geschirrspüler nehmen zu.
> Der Pro-Kopf-Verbrauch an Nahrungsenergie sinkt.
> Der Anteil für Ernährung an den Lebenshaltungskosten sinkt.
> Der Stellenwert von Qualität in Relation zum Preis steigt.
> Die Zufriedenheit mit dem Industrieangebot steigt.

Das Tiefkühlmenü in der Ein- oder Zweipersonenpackung, das sich in der Mikrowelle aufwärmen läßt, ist eine mögliche Reaktion der Industrie auf diese Veränderungen.

Daneben werden mehr oder weniger aufwendige Befragungen eingesetzt, um den Kundenbedürfnissen auf die Spur zu kommen. Nach einer Auftragsstudie der Nestlé AG wird es im Jahr 2000 sechs Forderungen an beim Kunden erfolgreiche Angebote geben:

Mehr Qualität: hohe sensorische und ernährungsphysiologische Werte

Wechselnde Quantität: unorthodoxe Formen, weniger auf mehr Gelegenheiten verteilbar

Wachsende Varietät:	Abwechslungsreize für Selbstzu-bereitung und Außer-Haus-Konsum
Hohe Attraktivität:	möglichst frisch, gesund, auf Genußmoralität und Gegen-wartsorientierung ausgerichtet
Starke Originalität:	erkennbare Eigenständigkeit für Produkt und Verwendungs-form
Starke Souveränität:	hoher Anspruch an Qualitäts-garantie und Sicherheit der Marke

An diesen Merkmalen wird sich natürlich auch die Werbung orientieren und den Kunden in lockerer Form vermitteln, daß die Produkte von Nestlé diese Ansprüche auf das Bequemste und Beste erfüllen.

Drei Trends lassen sich charakterisieren:

▪ Es lebe die Fertigkost: mit aller Befreitheit von Konventionen, Emotionen und der Möglichkeit, sie sofort und ganz für sich zu haben.

▪ Champagner, Hummer & Co: mit dem Anspruch auf Kennerschaft, Könnerschaft und der Chance, disziplinierte Eßkultur nach außen zu demonstrieren.

▪ Fitneß ist in: mit all ihrer Sauberkeit, Frische, Unverfälschtheit, der Gelegenheit, etwas für sich selbst zu tun.

Aber gemach: nicht 3 Märkte gilt es zu erschließen; nicht 3 Zielgruppen sind anzusprechen. Diese 3 Trends liegen zu unterschiedlichen Anteilen in jeder Brust. Die Wahl des Lebensmittels wird aus der Situation, dem Augenblick heraus und möglichst individuell getroffen.

Der Mensch bleibt offensichtlich der entscheidende Faktor.

Biologische Forderungen

So positiv die Entwicklung von Industrienahrung prognosticiert wird, so wenig deckt sich das mit dem Bild, das Meinungsforscher über den Ist-Stand des Nahrungsangebots ermittelt haben. Die DGE spricht von einer großen Verunsicherung. Essen und schlechtes Gewissen liegen immer nahe beieinander. Angeblich ist die Bevölkerung nicht in der Lage, sich selbst ein zutreffendes Urteil über Ernährungsfragen zu bilden: Aufklärung werde gewünscht, Widersprüchlichkeiten würden entdeckt, und Verständnisschwierigkeiten würden empfunden. Das braucht nicht zu sein.

Es gibt nicht *das* gesundheitsfördernde Essen, es gibt nicht *die* gesunderhaltende Ernährung, die uns *andere* empfehlen. Ernährung muß individuell, bedarfsgerecht, altersgerecht, geschlechtsgerecht, größengerecht, gewichtsgerecht, aktivitätsgerecht und damit leistungsangemessen erfolgen.

Es gibt aber aufgrund unserer Existenz als biologische Wesen einige Grundkriterien, die dagegen sprechen, daß wir isolierte Nährstoffe, eingearbeitete Zusatzstoffe, giftige Rückstände (zum Teil ohne daß wir es wissen oder wissen können) zu uns zu nehmen. Und es gibt biologische Forderungen an eine vitale, Leben und Gesundheit fördernde Nahrung und Ernährung:

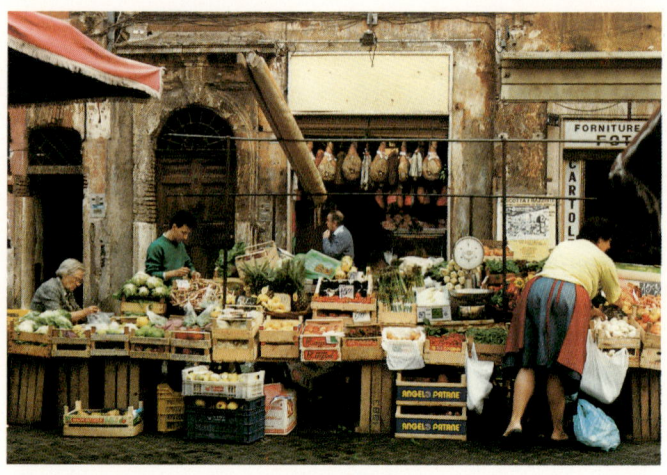

Abb. 32. Vielfältige, prachtvolle und appetitanregende Lebensmittel findet man am besten auf dem Markt.

Die Nahrung muß den Sinnen genügen.
Sie darf die Sinne nicht betrügen durch Manipulation der Zusammensetzung.

Die Nahrung muß der Erschließbarkeit des menschlichen Verdauungstraktes entsprechen. Das heißt, sie muß von natürlicher Komplexität und Frische sein.

Die Nahrung muß die Symbiose mit der Darmmikroflora gewährleisten.
Nährstoffe stören das eubiotische Verhältnis, weil sie schubweise, kurzfristig auftreten und beschleunigt resorbiert werden. Nährstoffe sind industriell bereits verdaute Nahrung.

Die Nahrung muß helfen, die Immunkompetenz aufrechtzuerhalten.
Frische und komplexe Lebensmittel, die mit Hilfe der Darmflora erschlossen werden müssen, ge-

172

währleisten ein kontinuierliches Stimulieren der Immunabwehr.

Für diese Grundanforderungen an die Lebensmittelversorgung können wir die ganze Vielfalt des Frischkostanteils am Lebensmittelmarkt nutzen und alles meiden, dessen Qualität darin liegt, monate- und jahrelang haltbar zu sein (Abb. 32). Originäre Lebensmittel, nicht Food-Präparate gilt es, in den Mittelpunkt der täglichen Ernährung zu bringen. Möglichst frische Lebensmittel gewährleisten die Versorgung mit allem, was die Ernährungswissenschaften als »ausgewogene Nährstoffzufuhr« bezeichnen.

18 Lust auf Komplexität und Frische

Das Beispiel Milch

Die Lust beginnt schon als Säugling. Bereits das Stillen des Säuglings sichert über die Nahrungsversorgung hinaus die lustvoll empfundene Entwicklung der Mutter-Kind-Beziehung sowie – durch psychosomatische Rückkoppelung – die Gesundheit der Mutter: Rückbildung des Uterus nach der Geburt, weitgehend sicherer Empfängnisschutz während der Stillzeit, Verhütung des Brustkrebses durch Stillen. In ihrer gemeinschaftsfördernden Funktion ist Ernährung »zum Vermittler von Zusammengehörigkeitsgefühl und zwischenmenschlichen Beziehungen, zum Ausdruck einer von Sympathie getragenen Kommunikation und schließlich zum Träger echter Humanität geworden.« (Kühnau 1980).

Nicht die Milch allein macht's. Auch das Saugen selbst hat es für den Säugling in sich. Es ist ja nicht so, daß der Säugling Milch aus der Brust saugt, wie man mit einem Strohhalm trinkt. Ein komplexer Saugakt mit Erfassen der Brustwarze, wobei die Lippen mit ihren Saugpolstern den Warzenhof umgreifen und mit einer dadurch luftdicht nach außen und innen abgeschlossenen Mundhöhle ein Vakuum erzeugt, indem Unterkiefer und Zunge heruntergedrückt werden. Die Zungenspitze drückt die

Brustwarze von unten und der mittlere Abschnitt der Zunge bewegt sich vom Gaumen weg. Die Milch wird mit Ober- und Unterkiefer und den Lippen aus den Milchzisternen der Brust herausgemolken und rinnt über den die Luftröhre schließenden Kehldeckel in die Speiseröhre.

Und nun noch die Milch selbst. Vor Luft abgeschirmt und geschützt, etwa 35 °C warm, süß und aromatisch, bedeutet sie den genußvollen Eintritt in ein lustvolles Ernährungsleben. Die Milch ist »Nährstoff« – analytisch nichts Außergewöhnliches: Proteine, Fette, Kohlenhydrate, Wasser, Mineralien und Vitamine – fast ganz so, wie es auch die Milchpulver hergeben.

Aber Muttermilch ist eine »lebende« Emulsion mit hochaktiven Enzymen (Lipasen, Lysozyme), mit Hormonen (Corticosteroide) und mit wichtigen *Zellen* (Makrophagen). Das Brustdrüsensekret der ersten Tage nach der Geburt, die Vormilch (Kolostrum), wird in kleinen Mengen produziert (10–40 ml/Mahlzeit) und ist eine gelblich-transparente und viskose Flüssigkeit. Sie ist reich an Zellen, 90 % davon sind Makrophagen (die Pilze und Bakterien bekämpfen können) und 10 % sind Lymphozyten, die zur Produktion von Immunglobulin A fähig sind. Später verringert sich die Zellzahl durch Verdünnung aufgrund des ansteigenden Volumens und die Art der Zellen: jetzt überwiegen epitheliale Drüsenzellen, Makrophagen machen nur noch 5–25 % aus, und Lymphozyten werden nur selten gefunden. Unter dem Einfluß der nährenden Muttermilch wird innerhalb von 3 bis 4 Tagen die Darmflora aus Bakterien (99,8 %) und Keimen gebildet.

> Die Qualität der Muttermilch bedeutet für das Kind Lebensqualität: Eine optimal auf die Bedürfnisse eingestellte Nahrungsversorgung, ein immunologischer Schutz vor Infektionen und Allergien, eine innige Beziehung zwischen Kind und Mutter.

Die Muttermilch ist ein auf den Bedarf eines wachsenden und sich entwickelnden Organismus abgestimmtes, komplex strukturiertes, weit über den bloßen Nährstoffbedarf hinausreichendes und bioverfügbares Lebensmittel, das einzigartig, spezifisch und variabel in seiner Zusammensetzung reguliert wird. Sie vermittelt Immunkompetenz durch ihre Lebendigkeit und psychosoziale Nähe durch die Interaktion beim Stillen und neurophysiologische und neuropsychologische Stimulierung.

Rein auf die Nährstoffe bezogen und stoffanalytisch betrachtet, ist bemerkenswert, unter welchen Schutzbedingungen dieses wertvolle Lebensmittel gehalten wird: bei Körpertemperatur, unter Luftabschluß, sogar unter leichtem Vakuum, was die Lebendigkeit des Lebensmittels garantiert.

Von der Bedeutung der Muttermilch wird ernährungswissenschaftlich verallgemeinernd die Bedeutung der Milch insgesamt abgeleitet. Doch *Kuhmilch* ist zu einem Massengut geworden, das in der produzierten Menge nicht oder nicht schnell genug abgesetzt werden kann. Deshalb werden Milchtechnologien zur Haltbarmachung eingesetzt, welche die wesentliche Qualität der Milch in einer Weise verändern, daß sie eigentlich nur noch als Kosmetikum gelten kann. Insbesondere die monatelang regalfähige H-Milch kann nur noch als Bademilch empfohlen werden.

Kuhmilch ist für Kälber natürlich wie Muttermilch für Säuglinge. H-Milch dürfte Kälbern nicht verfüttert werden, wenn diese ein gesundes glückliches Rinderleben vor sich haben sollen, auch wenn diese nährstoffmäßig alle analytisch nachweisbaren chemischen Komponenten enthielte oder als Ergänzungsstoffe zugemischt bekäme.

Wir nähern uns damit der Frage nach der Bedeutung des Begriffs »Lebensmittelqualität« in den Ernährungswissenschaften.

Von einem Milch-*Wirtschafts*wissenschaftler würde die Qualität der Milch hinsichtlich Absetzbarkeit, problemloser Vorratshaltung, langer Haltbarkeit ohne Kühlung und preisgünstigen Einkaufs bewertet, und die Schlußfolgerung würde lauten: Beim Ultrahocherhitzen überwiegen die Vorteile gegenüber wenigen Nachteilen.

Für einen die biologische Aufgabe der Milch bewertenden Ernährungsphysiologen ist H-Milch ein vollständig denaturiertes Produkt. Lediglich ihre physikalisch-chemische Eigenschaft als Emulsion bleibt erhalten. Ihren ursprünglichen Zweck, nämlich die Ernährung von Säuglingen (Kälbern), kann sie wegen der Abtötung von Antikörpern und Lymphozyten, die Immunkompetenz gewähren, wegen der Denaturierung der wichtigen Enzyme und der Veränderung fast aller Vitamine nicht erfüllen. Man kann sie nur noch als Nährstoffbrühe bezeichnen.

Milch sollte gezielt als *Rohmilch*, die nur direkt beim Milchbauern bezogen werden kann, oder als *Vorzugsmilch*, die hygienisch angeordnete Desinfektionsverfahren durchlaufen muß, genossen werden. »Frische« pasteurisierte Vollmilch ist ein oft notwendiger Kompromiß.

Speiseregeln

Komplexität und Frische bedeuten auch Genuß für den Erwachsenen.

Der Mensch ißt erst wie ein Mensch, wenn er sich gute und angemessene Produkte der Natur, veredelt durch eine die Natürlichkeit und Frische schonende Kochkunst, mit Ruhe, Heiterkeit, Sinn und Bewußtsein in angenehmer Weise schmecken läßt.

Er ist, will er gesund bleiben, auf natürliche Komplexität und Frische angewiesen.

Biblische Speisegesetze geben hierzu älteste diätetische Vorschriften:

>Iß mäßig«. »Iß ein Drittel. Trink ein Drittel. Und laß ein Drittel leer, damit du bestehen kannst, wenn der Leib durch Zorn gefüllt wird.«

Paracelsus hat dem Essen und Trinken Gicht und Steinleiden angelastet und formulierte im »Opus Paramirum«:

>Der Mensch ist, was er ißt«,

ein Satz, der von dem Philosophen Ludwig Feuerbach im Jahre 1850 neuerlich geprägt wurde.

Im 17. Jahrhundert schon wurde gelehrt:

>Qualis cibus, talis chylus; qualis chylus, talis sanguis; qualis sanguis, talis caro« (Wie die Speise, so der Darmsaft, wie der Darmsaft, so das Blut; wie das Blut, so das Fleisch).

Und Christoph Wilhelm Hufeland, Professor der Arzneikunst zu Jena, gab Lebensregeln in seinem Buch »Die Kunst, das menschliche Leben zu verlängern« (1797):

Nicht das, was wir essen, sondern das, was wir verdauen, kommt uns zugute und gereicht uns zur Nahrung.

Es kommt dabei sehr viel auf gute Zähne an, daher die Erhaltung der Zähne mit Recht unter die lebensverlängernden Mittel zu zählen sind.

178

- Man hüte sich, bei Tisch zu studieren, zu lesen oder den Kopf anzustrengen. Das Lachen ist eines der größten Verdauungsmittel.
- Man mache nie unmittelbar nach der Mahlzeit sehr starke Bewegung; am besten Stehen oder sehr langsames Herumgehen.
- Man esse nie so viel, daß man den Magen fühlt. Am besten man höre auf, ehe man noch übersättigt ist. Je weniger Arbeit, desto weniger Nahrung.
- Man halte sich bei der Wahl der Speisen immer mehr an die Vegetabilien.
- Man esse abends nie viel, wenig oder gar kein Fleisch.
- Man versäume nicht das nötige Trinken. Das beste Getränk ist Wasser. Ich trage kein Bedenken, es für ein großes Mittel zur Verlängerung des Lebens zu erklären. Der Wein erfreut des Menschen Herz. Es ist aber am besten, wenn man den Wein als Würze des Lebens betrachtet und benutzt.

Und es war Nietzsche, der schrieb:

- »Es wird eine Zeit kommen, wo alles Diät sein wird.«

Er konnte nicht wissen, wie eingeschränkt heute das Wort *Diät* verstanden wird, und daß es Hunderte von Diätkuren gibt. In der Regel sind das »Schlankheitskuren«, was angesichts der epidemisch verbreiteten Überernährung erklärlich ist, oder »Fastenkuren«, zumindest Programme für die Gewichtsabnahme, schlimmstenfalls Vorschläge zur medikamentösen Steuerung durch Appetitzügler oder Abführmittel (Tabelle 6).

Tabelle 6. Ergebnis einer Überprüfung der bekanntesten »Schlankheitskuren« durch Ernährungswissenschaftler der Universität Gießen.

Art der Diät	Wie setzt sich die Diät zusammen?	Wie ist die Wirkung?	Was sagt der Ernährungswissenschaftler?
Atkins-Diät	Fett und Eiweiß sind unbegrenzt erlaubt. Extrem wenig Kohlenhydrate. Enthält nicht genügend Vitamine.	Relativ schnelle und hohe Gewichtsabnahme. Belastet aber auf Dauer Herz und Kreislauf. Trägt zur Erhöhung des Cholesterinspiegels bei.	Sehr einseitig. Langfristig gefährlich. Nicht zu empfehlen.
Fisch-Diät	2 Fischtage werden im Wechsel mit vollwertiger Mischkost empfohlen.	Gewichtsabnahme ist optimal, d. h. langsam, aber stetig.	Ausgewogene Kost, allerdings sehr einseitig im Geschmack. Daher nur ideal für »Fischliebhaber«.
F.D.H. (Friß die Hälfte)	Die Zufuhr an Nahrungsenergie wird um die Hälfte reduziert.	Gewichtsabnahme ist unterschiedlich. Unzureichende Sättigung. Daher wird diese Diät meist nicht durchgehalten. Kein Langzeiterfolg.	Da auch die Nähr- und Wirkstoffzufuhr halbiert und somit nicht ausreichend ist, kann sie langfristig nicht empfohlen werden.

Tabelle 6. Fortsetzung.

Art der Diät	Wie setzt sich die Diät zusammen?	Wie ist die Wirkung?	Was sagt der Ernährungswissenschaftler?
Hollywood-Diät	Besteht aus harten Eiern und etwas Toast. Also sehr eiweißreich. 1 Glas Wein ist erlaubt.	Schnelle Gewichtsabnahme; hält aber nicht vor.	Wegen Fehlens wichtiger Nährstoffe ungeeignet. Überholte Methode. Nicht empfehlenswert.
Mayo-Diät	Viel Eiweiß, wenig Kohlenhydrate und Fett, aber sehr cholesterinreich.	Über Gewichtsabnahme liegen keine einheitlichen Aussagen vor.	Sehr eintönig, zuviel Cholesterin. Nicht zu empfehlen.
Punkte-Diät	Viel Fett und Eiweiß, wenig Kohlenhydrate. Alkohol ist erlaubt.	Schnelle Gewichtsabnahme, aber ebenso schnell Zunahme	Herz und Kreislauf werden belastet. Gesundheitlich bedenklich. Nicht empfehlenswert.

Tabelle 6. Fortsetzung.

Art der Diät	Wie setzt sich die Diät zusammen?	Wie ist die Wirkung?	Was sagt der Ernährungs-wissenschaftler?
Saft-Diät	Obst- und Gemüsesäfte.	Hohe Gewichtsabnahme durch Wasserverlust. Sättigung unbefriedigend.	Als langfristige Diät nur unter Aufsicht eines Arztes ratsam. Wegen möglicher Mangelernährung besser für einzelne Diättage geeignet.
Weight-Watchers	Vollwertige und abwechs-lungsreiche Mischkost. Ausgeglichene Nährstoff-relation.	Gewichtsabnahme ist optimal. Erziehung im Club zur Einhaltung der Diät.	Langfristig durchführbar. Empfehlenswert.
Weizengel-Kur	3mal täglich Weizengelbrei.	Sehr sättigend. Schnelle Gewichtsabnahme	Sollte nur in Verbindung mit anderen Diätformen durch-geführt werden.

Tabelle 6. Fortsetzung.

Art der Diät	Wie setzt sich die Diät zusammen?	Wie ist die Wirkung?	Was sagt der Ernährungswissenschaftler?
Formula-Diät, Bilanzierte Komplett Diät	Eiweißreiche Nährstoffmischungen in Form von Pulver, Granulat, Pasten, Happen oder Flüssigkeit.	Schnelle Gewichtsabnahme	Nährstoffrelation ist ausgewogen. Enthält ausreichende Mengen an Vitaminen und Mineralstoffen. Kann als Ergänzung zu anderen Diätformen durchgeführt werden.

Der Wunsch, eine Diät machen zu wollen, entspringt oft einem allgemein empfundenen Unwohlsein, und der Blick auf die Waage bestätigt nur, daß Sie dieses Unwohlsein wohl schon länger durch Essen kompensiert haben.

- Vergessen Sie, an Essen zu denken und ihre Lebensweise auf Essen zu konzentrieren!
- Steuern Sie Ihr bisher weitgehend unbewußtes Eßverhalten um auf ein lustbetontes, indem Sie dafür Sorge tragen, daß eine Vielfalt an Appetitlichem zu Hause ist: Was immer Sie mögen, nur soll es von natürlicher Frische und Komplexität sein, möglichst nicht angereichert, vorgekocht, konserviert, vorgewürzt etc.
- Würzen Sie selbst. Mit frischen Kräutern. Kresse, Dill, Petersilie, Schnittlauch, Kerbel sollten immer im Haus sein.
- Kaufen Sie Vollkornbrot eines Bäckers, der Getreide frisch mahlt, der die Triebmittel kennt, die er hineintut (Sauerteig, Hefe etc.). Meiden Sie Brotsorten, die von Flensburg bis Lindau erhältlich sind und als »so vital« angeboten werden: Diese Backmischungen sind keine vertretbare Ernährung auf Dauer. Und versuchen Sie, frisches Obst und Gemüse zur Auswahl zu Hause zu haben (Spitzkohl, Rosenkohl, Bohnen, Erbsen, Paprika, Porree, Blumenkohl, Sellerie, rote Bete, Fenchel), sich Salate machen zu können (Feldsalat, Gurke, Tomaten, Rucola, Endivien, Batavia, Eichblatt, Chicoree, Staudensellerie usw.).
- Bestehen Sie auf Herkunftsangaben, selbst bei Kartoffeln.
- Lenken Sie sich ab durch körperliche Aktivitäten, Wandern, Radeln, Schwimmen etc. und warten Sie, bis Sie Hunger und Lust auf Frisches bekommen.

184

19 Die Kunst der Zubereitung

Die Lust auf Frische ist gefährdet durch Zeitmangel und Küchenfehler. Heute muß mit dem Essen in der Regel alles schnell gehen, ein wesentlicher Grund für den Erfolg industriell vorgefertigter Nahrungsmittel. Die 5-Minuten-Terrine, die Ravioli-Dose, tausend andere Fertigprodukte. In der Regel ist nicht bekannt, wie diese Präparate gemacht wurden, welche Hilfsstoffe sie enthalten, woher die Rohware kam. Alles Kriterien, um über die Qualität eines Produktes urteilen zu können.

Will man eine andere Qualität, muß man sich mehr Zeit nehmen. Zeit zum gezielten Einkauf, Zeit zum Vorbereiten, Zeit zum Zubereiten und Zeit zum Essen.

Und es gilt, Küchenfehler zu vermeiden, die auch der besten Frischware den Garaus zu machen vermögen. Zu den Fehlern gehören vor allem denaturierend wirkende oder auslaugende Verfahren. Zu hohe Hitze, zu heißes Fett, zu langes Kochen, zuviel Wasser.

Der Umgang mit frischen Produkten erfordert für die Vielfalt der Vor- und Zubereitungsmöglichkeiten gute Messer und einige technische Hilfsmittel zum Reiben, Raspeln, Schnipseln, Schneiden, Hacken.

Aber die Küche mit Frischkost ist im Grunde eine schnelle und einfache Küche.

Ziel ist es, die in den frischen Lebensmitteln enthaltene Qualität hinsichtlich
ihres Nährwertes,
ihrer Bekömmlichkeit,
ihrer Verdaulichkeit
möglichst optimal und so zu erhalten, daß es vor allem schmeckt. Dabei sollte bei jedem Lebensmittel der ihm eigene Geschmack zur Geltung kommen können.

Im Mittelpunkt einer gesundheitsbetonten modernen Küchenführung steht das Gemüse und als Beilage Kartoffeln oder eines der vielen Getreide, wie Weizen, Dinkel, Grünkern, Natur-Reis, Mais, Hirse, Amaranth, Quinoa, Maisgrieß, Bulgur usw. (Abb. 33). Dazu gehört die Verwendung möglichst frischer Kräuter zum Würzen sowie von Butter, Sahne, Joghurt, handgeschöpftem Quark.

Aus der Vielfalt der erhältlichen Gemüse (Karotten, Spinat, Mangold, Spargel, Kohlarten, wie Wirsing, Spitzkohl, Chinakohl, Blumenkohl, Rosenkohl, Rotkohl, rote Bete, Stangensellerie, Auberginen etc.) und den verschiedenen Zubereitungsformen für Kartoffeln und Getreide lassen sich hunderte abwechslungsreicher Gerichte herstellen, für die es auch ansprechende Rezeptbücher gibt. Als Einstieg hierzu ist z. B. Ingrid Früchtels »Das neue vegetarische Kochbuch« empfehlenswert.

Doch es muß nicht vegetarisch bleiben. Frischer Fisch oder auch frisches Fleisch aus Viehhaltung, die nicht auf Massenproduktion in kurzer Zeit ausgerichtet ist, gehört in begrenztem Umfang durchaus zu einer gesundheitsfördernden Küche.

Das Zubereiten von Gemüse ist am schonendsten durch *Dünsten* in wenig Wasser. Jedes Gemüse kann gedünstet werden. Oder man kann im zweigeteilten

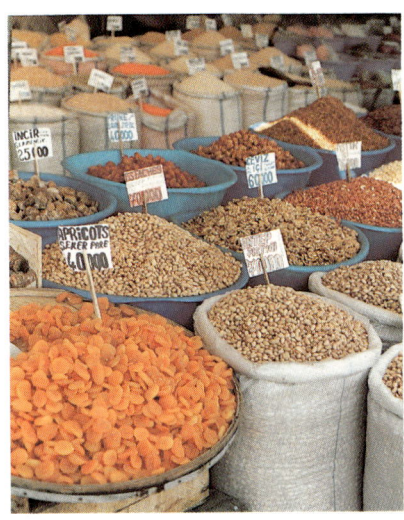

Abb. 33. Nüsse, Trocken- und Hülsenfrüchte gehören in den sog. unterentwickelten Ländern noch zum selbstverständlichen Nahrungsmittelangebot.

Kochtopf *dämpfen*, indem Wasserdampf zum Garen benutzt wird. Auch das ist bei allen Gemüsearten möglich. Man kann Gemüse auch braten, möglichst kurz und nicht zu heiß. Die Gemüse nach dem Putzen möglichst gleichmäßig kleinschneiden, dann ist der Zeitaufwand in Sekunden und Minuten zu messen.

Ähnlich schnell werden Gerichte mit Fisch oder Fleisch zubereitet: Wenn die Qualität des Fleisches wirklich gut ist, ist der Aufwand an Brat-, Dünst- oder Kochzeit durchaus kurz zu halten.

Die Verwendung der Mikrowelle sollte nicht zum Standard der Lebensmittelzubereitung werden. Das spezifische Wirkprinzip der Mikrowelle, alle Wassermoleküle zu Vibration und Rotation anzuregen, ohne zu unterscheiden, ob es sich um normales Gewebewasser oder aber molekular gebundenes Wasser (Solvatwasser) handelt, kann zu Denaturierungen, insbesondere Veränderungen der Eiweiße führen. Deren Verdauung und Aufnahme ist für den Organismus zumindest fremder als bei Eiweißen, die auf übliche Weise erhitzt wurden und ihre Wasserhülle behalten haben.

Wer sich für eine gesundheitsfördernde Ernährung entscheidet, frische, natürliche, fremdstofffreie Lebensmittel verwendet und sie appetitlich und schonend zubereitet, tut nicht nur etwas für seine Gesundheit, sondern bereichert sein Leben. Durch die Suche nach qualitativ hochwertiger Rohware, etwa den Einkauf direkt beim Bauern, entstehen neue Kontakte. Eine engere Beziehung zwischen Konsumenten und Produzenten hilft bei der Entwicklung hin zu einer nachhaltigen Landbewirtschaftung: gesunde Lebensmittel aus einer gesunden Umwelt.

20 Essen und Bewegen

Ohne ausgewogene Lebensmittelversorgung natürlicher Komplexität und Frische gibt es keine Gesundheit und Leistungsfähigkeit. Mit der Darstellung dieses Zusammenhangs befaßten sich die bisherigen 19 Kapitel. Dabei sollte deutlich geworden sein, daß die Ernährung als ein Drei-Schritt-Vorgang der Versorgung verstanden werden sollte:

1. Schritt: *Versorgen* mit Nahrung durch bewußte Wahl und Einkauf geeigneter, erwünschter Lebensmittel und ihre schonende Bereitung als Mahlzeit.

2. Schritt: *Erschließen* der aufgenommenen komplexen Nahrung durch den Organismus mit Hilfe seines Verdauungsapparates.

3. Schritt: *Versorgen* als Eigenleistung des Organismus mit der von ihm und seinen symbiontischen Mitstreitern erschlossenen Nahrung.

Alle drei Schritte bedeuten Aktivität: Die Produktion der Nahrung, etwa im eigenen Garten, der Einkauf und die Zubereitung sind aktive Leistungen des Menschen. Das Erschließen der Nahrung erfordert die Aktivität des Verdauungssystems. Und die Versorgung des Organismus mit der erschlossenen Nahrung ist ebenfalls ein aktiver Prozeß – gerichtet wiederum auf Aktivität, darauf, daß unser Körper die täglich geforderten Leistungen erbringen kann.

Wohlfühlen durch Bewegung

Der Mensch ist ein bewegungsaktives Wesen. Er ist auf körperliches Tun hin ausgerichtet. Sein Betätigungsfeld ist das der Bewegung.

Die fehlende Bewegung im heutigen Berufsleben wird durch sportliche Betätigung in der Freizeit ausgeglichen. Über 20 Millionen Menschen sind allein in Deutschland Mitglieder von Sportvereinen. Mit den verschiedenen Fitneßwellen, über das Joggen oder die Fitneß-Studios, hat das körperliche Training an allgemeinem Ansehen gewonnen, auch wenn die Antwort Churchills, womit er so alt hat werden können, war: »First of all, no sports«.

Jeder weiß, daß man sich nach körperlicher Anstrengung wohlfühlt. Das Gefühl, etwas mit und für seinen Körper getan zu haben, führt zu Zufriedenheit. Niemals wird Bewegung nachträglich negativ beurteilt. Selbst ein schmerzhafter Muskelkater in den Folgetagen wird lächelnd und mit Genugtuung hingenommen.

Das Wohlbefinden nach anstrengender Bewegung gründet sich auf eine antidepressive Wirkung, auf Spannungsabbau, auf Angstlösung, auf Antriebssteigerung und Förderung der Kreativität. Die Psyche freut sich mit, denn der Muskelstoffwechsel ist mit dem Zentralnervensystem und der Psyche verknüpft.

Aus diesem Grund erfreuen sich das Bewegungstraining und der Breitensport so großer Beliebtheit. Menschen gewinnen durch Sport besondere Zufriedenheit, nicht so sehr aufgrund gewonnener Wettkämpfe, sondern aus der Empfindung des »ausgearbeiteten« Körpers heraus.

Körperliche Bewegung, körperliche Betätigung ist ein gemeinsames Wohlfühlen von Körper, Geist und Seele.

Dieses Wohlbefinden nach herausforderndem Bewegungstraining ist möglicherweise sogar molekular erklärbar. Durch Training, durch Anstrengung werden sogenannte *Endorphine* ausgeschüttet, die das Schmerzempfindungssystem des Körpers teilweise besetzen, was zu einer angenehm empfundenen Euphorisierung führt. Der Euphorisierungsgrad hängt ab vom Endorphinspiegel, der wiederum belastungsabhängig ist. Allerdings erzeugen erst Ausdauerleistungen, die etwa eine Stunde dauern, und Belastungen, die in ihrer Intensität über der sogenannten anaeroben Schwelle liegen, einen Anstieg der Endorphinkonzentration. Allein reicht dieser Endorphinanstieg nach neueren Erkenntnissen aber nicht aus; auch andere Hormone, z. B. aus der Nebennierenrinde tragen zu dem insgesamt als Stimmungsaufhellung empfundenen Phänomen bei.

Gesundheit durch Bewegung

Langfristig ist Bewegung, insbesondere sportliche Bewegung, über das subjektive Wohlbefinden hinaus in vielfacher Funktion bedeutend. Sie fördert die Durchblutung aller Gefäße, insbesondere auch die Hirndurchblutung. Diese verbesserte Durchblutung verbessert Gedächtnisleistung und intellektuelle Fähigkeiten.

Die durch intensive Bewegung verbesserte Koordinierungsleistung führt auch zu einer Ökonomisierung der

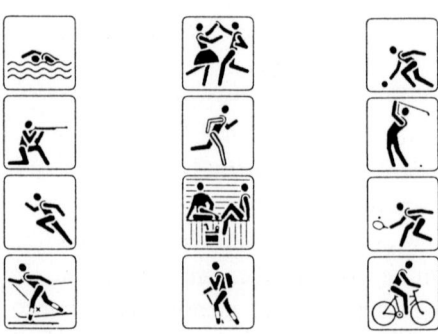

Abb. 34. Ernährung und Bewegung gehören zusammen und bedingen einander: die moderne (Büro-)Arbeit mit ihrem geringen körperlichen Aufwand erfordert möglichst täglichen Ausgleich zum Sitzen durch gezieltes Anstreben von Bewegung (Laufen, Schwimmen, Radfahren, etc.). Hierzu gibt es auch eine Vielfalt organisierter Möglichkeiten in Vereinen oder Clubs.

muskulären und Herz-Lungen-Funktionen, eben zu einer günstigeren Energienutzung. Bewegungstraining senkt den Blutdruck, den Blutzucker und die Blutfette. Es ist ein wesentlicher Beitrag gegen Adipositas und Herz-Kreislauf-Krankheiten.

Die gesundheitsfördernde Wirkung körperlicher Aktivität erfordert jedoch Regelmäßigkeit. Das Argument, man habe in der Jugend genug Sport getrieben, reicht nicht aus. Auch eine nur geringe Anstrengung beim Radfahren, beim schnellen Gehen oder auch bei der Gartenarbeit verspricht nicht den erwünschten Ausgleich und Nutzen. Eine Gehstrecke von 5 km täglich bedeutet lediglich eine zusätzliche wöchentliche Belastung von 500–2.000 kcal.

Zur gesundheitsfördernden Wirkung von Bewegung und körperlichem Training gehört die Fitneß des Bewegungsapparates (Abb. 34).

Ein ruhig gestellter Muskel bildet sich innerhalb weniger Tage zurück. Auch die Knochenstruktur benötigt für die Aufrechterhaltung ihrer Stabilität eine regelmäßige Belastung. Sanfte Muskeldehn- und Kräftigungsprogramme stärken sowohl die Muskeln als auch die Knochenmasse. Mit Dehnungen verkürzter und Kräftigung schwacher Muskeln werden Gelenkfehlbelastungen vermieden. Körpertraining fördert die Mineralisation. Es schützt folglich vor Osteoporose (Knochenschwund). Denn Knochenneubildung ist in jedem Alter möglich. Somit ist Osteoporose auch eine Ernährungs- und eine Bewegungsfrage.

Bewegung, Ernährung, Immunität

Eigentlich ist es ganz einfach:
Wer viel arbeitet, muß auch viel essen.
Wer sich viel bewegt, muß auch mehr essen.

Viel Essen und wenig Bewegung führen mit der Zeit zu Übergewicht, und genauso führen wenig Essen und viel Arbeiten mit der Zeit zu Untergewicht.

In der Regel wird der Nahrungsbedarf selbst von aktiv trainierenden Sportlern überschätzt. Natürlich benötigt eine stark beanspruchte Muskulatur eine entsprechende Zufuhr an Nahrungsenergie für den Muskelstoffwechsel. Aber Messungen der notwendigen Nahrungsenergie sind in der Praxis schwer durchzuführen. Dabei ist auch zu bedenken, daß es im Sportbereich Bewegungsformen mit ganz unterschiedlicher muskulärer Beanspruchung gibt, bei denen *Kraft* (Kugelstoßen), *Schnelligkeit* (Sprint) oder *Ausdauer* (Langlauf) im Vordergrund stehen. Manche Sportarten haben ihren Schwerpunkt in *mentalen, konzentrativen* oder *koordinativen* Vorgängen, wie Schießen, Schach, Tanzgymnastik.

Außerdem gilt es zu unterscheiden, wie intensiv der Bewegungsaufwand, der Trainingsumfang ist. Täglich 5 km schnelles Gehen, mehrere Stunden pro Woche leichtes Training als »Breitensportler« sind anders einzuschätzen, als das mehrere Stunden pro Tag umfassende Training des Leistungssportlers oder eine dauernde Hochleistung, wie beim Sechs-Tage-Fahrer.

Für die Praxis eines normal sporttreibenden Freizeitmenschen reicht es völlig aus, sich auf sein Hunger- bzw. Sättigungsgefühl zu verlassen und ab und zu Gewichtskontrollen durchzuführen.

Von einer Einnahme sogenannter »Aufbaumittel«, auch für Kraftsportler oder Bodybuilder ist dringend abzuraten. Die versprochene Schutzfunktion durch »kollagenes Eiweiß« für Knorpel und Gelenke ist eine teuer zu bezahlende Irreführung, weil kollagenes Eiweiß im Verdauungstrakt wie jedes andere Nahrungsprotein verdaut wird und über die Aminosäureresorption ins Blut gelangt. Darüber hinaus läuft die Bildung des körpereigenen Bindegewebes am Ort der Synthese unabhängig vom unmittelbaren Nahrungsangebot an Eiweiß oder Aminosäuren ab.

Kraftnahrung, Proteinkonzentrate und ähnlich vorverdaute Produkte sind geeignet, die Gesundheit zu gefährden.

Dies gilt auch für sogenannte »Sportgetränke«. Der durch üblichen, durchaus anstrengenden Breitensport, aber auch Leistungssport notwendige Ausgleich der Flüssigkeitsbilanz sollte durch schlichtes Trinkwasser erfolgen. Trinkwasser ist hypoton und versorgt Gewebe schneller als isotone Getränke.

Während die Wirksamkeit von isotonischen Elektrolytgetränken weitgehend auf Spekulationen beruhen, wird dem konsumierenden Sportler ein ganz anderes Bild vermittelt: »Mit dem richtigen Sport-Elektrolytgetränken schließt der Sportler eine Art Ernährungsversicherung ab. Diese Fertiggetränke enthalten die wertgebenden Inhaltsstoffe in einem abgestimmten Verhältnis.«

Aus Sicht des Vollwert-Ernährungskonzeptes gelten die gleichen Einwände wie für industriell hergestellte Nährstoffmixturen, da es sich um Mischungen isolierter Zucker und Salze handelt, »verfeinert« mit Farb-, Geschmacks- und Aromastoffen.

Als gute Sportgetränke sind reine Tiefenwässer, sogenannte natürliche Mineralwässer, empfehlenswert. Sie dürfen nicht chemisch behandelt sein und sollten einen hohen natürlichen Mineraliengehalt haben.

Bewegung, sportliche Aktivität und Training haben zusätzlichen Einfluß auch auf die Immunkompetenz.

Schon Tierversuche zeigen, daß Lauf- oder Schwimmtraining das Immunsystem stärkt, und selbst tumortragende Tiere, die in ihrer Immunabwehr generell geschwächt sind, zeigen, daß körperliches Training das Anwachsen von eingeimpften Tumorzellen verzögert oder sogar verhindert, das Größenwachstum von Tumoren hemmt und die Ausbildung von Metastasen beträchtlich reduziert.

Die an Sportlern gefundene Stärkung des Immunsystems durch Training, die vermutlich durch den kontinuierlichen Reiz ausdauersportlicher Belastung zustande kommt, und diese durch Modellexperimente mit tumortragenden Tieren erarbeiteten Ergebnisse der Stimulierungsmöglichkeit geschwächter Immunkompetenz, ha-

Tabelle 7. Beziehungen zwischen »Streß«, Immunsystem und Krebserkrankungen: Anstieg oder Verminderung von Immunkompetenz oder (gegenläufig) Erkrankungsrisiko.

»Streß«	Immunsystem	Krebser-krankungsrisiko
Infektionen	↗	↘
Moderater Sport (Eustreß)	↗	↘
Distreß (Trauer)	↘	↗
Exzessiver Sport	↘	↗

ben sich für die *Krebsnachsorge* nutzbar machen lassen (Tabelle 7).

Gymnastik und Spiel sowie moderates Ausdauertraining lösen immunologische Mechanismen aus, die eine Aktivierung und Stimulierung von Makrophagen und Killerzellen, Antikörpern und T-Lymphozyten zur Folge haben. Und wieder darf dieser ernährungs- und bewegungsphysiologische Zusammenhang nicht losgelöst vom übrigen Gefüge betrachtet und beurteilt werden: Das Ergebnis dieser sportlichen Betätigung, der Spaß und die Freude in der gemeinsamen Aktivität sind auch für die geistig-seelische Befindlichkeit wichtig. Der Einfluß der Psyche auf das Immunsystem, ein wenig quantifizierbares Phänomen, gerät als qualitativ wichtiger Funktionszusammenhang hier nochmals in den Blick.

Glossar

Adipositas Auch *Obesitas*, Fettleibigkeit. Die allgemeine Vermehrung von Fettgewebe als Folge übermäßiger Nahrungsaufnahme. Ursache einer Vielzahl von Krankheiten.

ADI-Wert *Acceptable Daily Intake*, deutsch auch DTA: duldbare tägliche Aufnahme. ADI- bzw. DTA-Werte geben die Dosis eines Fremdstoffes/Zusatzstoffes an, von dem Toxikologen meinen, daß sie vom Menschen über die gesamte Lebenszeit ohne Schaden vertragen wird. ADI-Werte bilden die Grundlage für die Aufstellung von Grenzwerten, insbesondere für Fremd- und Zusatzstoffe in Lebensmitteln.

Allergie »Andersempfindlichkeit«. Krankhafte Überempfindlichkeitsreaktion (Immunreaktion) aufgrund einer Sensibilisierung durch ein Allergen. Häufigste Allergien: Asthma, Heuschnupfen, Hautallergien.

Anämie, perniziöse »Blutarmut«. Verminderung der Zahl roter Blutkörperchen (Erythrozyten) oder des Hämoglobingehaltes unter die Norm. Beeinträchtigt den Sauerstofftransport und führt zur Insuffizienz (ungenügender Funktion) sauerstoffabhängiger Leistungen. Akute und chronische Formen oft unklarer Herkunft.

Antigene Substanzen, die vom Organismus als »fremd« erkannt werden und die Befähigung haben, eine Immunantwort auszulösen (»Immunogene«; im Falle der Allergie »Allergene«).

Antikörper Von B-Lymphozyten und Plasmazellen des Blutes als Reaktion auf ein Antigen gebildetes Eiweißmolekül (Immunglobulin / Ig). Sie zirkulieren in freier Form mit dem Blut (»humorale Antikörper«) und haben die Fähigkeit zu spezifischer Bindung mit dem Antigen (Antigen-Antikörper-Reaktion).

Ballaststoffe Bestandteile der menschlichen Nahrung, die durch die natürlichen Verdauungsenzyme nicht aufschließbar sind und als unverdaulich gelten: Cellulose, Lignin, Pentosane, Keratine in pflanzlichen Lebensmitteln. Neben vielen anderen Funktionen begünstigen sie die Darmperistaltik und das Leben der Darmflora.

Candida Gattung der Sproßpilze (Hefen). *Candida albicans* verursacht verschiedene Pilzerkrankungen (Candida-Mykose) der Haut und der Schleimhäute. Oft verantwortlich für Störungen der Darmflora mit Schwächung des Immunsystems (Dysbiose).

Diät Jede von der normalen Ernährung deutlich abweichende Kostform als Mittel gezielter therapeutischer (»Krankendiät«) oder sonstigen Beeinflussung des Stoffwechsels. *Diätetik* ist die Lehre von der vernunftgemäßen Lebensweise (Eubiotik), *Diätlehre* befaßt sich mit der Zusammensetzung und Wirkung von Nahrungsmitteln zur Beeinflussung des Stoffwechsels.

Eubiose Das zwischen dem Wirtsorganismus und der Gesamtheit der mikrobiellen Besiedlung mit Darmbakterien bestehende Gleichgewicht (*intestinale Eubakterie*). Störung, z. B. durch Antibiotika, verursacht *Dysbiose* (Dysbakterie, Dysmikrobie).

Enzyme Proteine in allen lebenden Zellen, die als Biokatalysatoren die Gesamtheit aller biochemischen Umsetzungen ermöglichen, beschleunigen und reguliert ablaufen lassen.

Fortifikation Nährstoffergänzung durch Zumischung natürlicher oder synthetischer Stoffe zu aufbereiteten Grundnahrungsmitteln (auch *Nutrifikation, Supplementierung*).

Galle Sekret von Leberzellen, das dem Dünndarm direkt (gelbe *Lebergalle*) oder nach Eindickung und Sammeln in der Gallenblase (dunkelgrüne *Blasengalle*) durch hormonell stimulierte Kontraktion zugeführt wird.

Glycokalyx Der Kohlenhydratanteil der Außenseite einer Zellmembran. An der Oberfläche der Mikrovilli der absorbierenden Zellen der Darmschleimhaut als Filamentschicht mit Ig-Rezeptoren, Enzymen und Aufnahmesystemen für Nährstoffe in die Zelle.

Hapten Halbantigen: chemische Verbindung, die durch ihre Struktur zur spezifischen Bindung eines Antikörpers befähigt ist. Im Gegensatz zum (Voll-) Antigen zunächst keine Immunität erzeugend. Kann aber durch Bindung an Schlepper(Carrier)-Protein zum Vollantigen werden.

Immunität Widerstandskraft des Organismus gegen Krankheitserreger oder Gifte. Beruht auf Immunisierung durch Antigene und Ausbildung von spezifischen Antikörpern (*humorale* Immunität) oder Zellen (*zelluläre* Immunität).

Immunabwehr Fähigkeit des Immunsystems zur Abwehr von Antigenen.

Kanzerogen Auch Karzinogen. Krebserzeugender Stoff (chemisch) oder krebserzeugender Faktor (physikalisch, z. B. ionisierende Strahlen). Organische Fremdstoffe, wie Amine, N-Nitroso-Verbindungen, Alkylanzien, anorganische Stoffe (As, Pb, Cr, Cd, Ni) und Naturstoffe, wie Aflatoxine und einige Alkaloide.

Lektine Proteine oder Glykoproteine, die spezifisch mit kohlenhydrathaltigen Substraten so reagieren, daß sie agglutinieren (zusammenklumpen, ausfallen).

Mastzelle In verschiedenen Geweben vorkommender Zelltyp des Organismus, der reichlich Histamin enthält und andere Vermittler von Entzündungsprozessen bilden kann. Mastzellen haben IgE-Rezeptoren und spielen deshalb bei Allergien eine wesentliche Rolle.

Metabolismus Stoffwechsel. Alle biochemischen Vorgänge beim Austausch von Stoffen eines Organismus mit der Umwelt und des Auf-, Um- und Abbaus im Organismus.

Mizellen Lipid-Mizellen. Für die Fettresorption wichtige Aggregate von Lipiden mit nach innen hydrophoben (wasserabstoßenden) und nach außen hydrophilen Gruppen, die durch Gallensäuren stabilisiert sind.

Mukosa Alle Hohlorgane auskleidende Schleimhaut. Im Magen-Darm-Trakt als Epithel ergänzt durch eine dünne Muskellage (Lamina muscularis mucosae). Mit Drüsen zur Schleimproduktion (*Mucus*).

Nahrungskette System von Beziehungen zwischen Organismen, in dem der eine Partner Nahrung des anderen ist. In der Natur als *Nahrungsnetz* den Stoff- und Energiefluß in Ökosystemen realisierend.

Obstipation Darmträgheit mit Folge von Stuhlverstopfung unterschiedlicher Ursachen. Oft durch Bewegung und Nahrungswahl (pflanzliche Nahrungsmittel) regulierbar.

Pankreas Quer im Oberbauch hinter dem Magen liegende Bauchspeicheldrüse. Im größeren sekretorischen Teil Produktion des stark alkalischen Pankreassaftes (pH 8,3–9,0) mit vielen Pankreasenzymen zur Verdauung von Fetten, Eiweißen, Kohlenhydraten.

Phagozytose Aufnahme unbelebter oder belebter Partikel in das Innere von Zellen zwecks Nahrungsaufnahme oder zur Elimination von Fremdkörpern nach deren Markierung mit Opsoninen oder Antikörpern. Wichtiger Mechanismus der Infektabwehr durch *Phagozyten*.

Resorption Vorgang der Aufnahme von Wasser, darin gelösten oder partikulären Stoffen durch lebende Zellen. Meist als Transportprozeß in Richtung Blut oder Lymphe.

Rezeptor Empfangseinrichtung einer Zelle oder eines Organs mit besonderem Aufbau zur Registrierung und Weiterleitung von Reizen (Chemo-, Photo-,

Thermo-, Presso-, Baro-, Osmo-, Nozi-Rezeptoren
= *sensorische Rezeptoren*). Ebenso Molekülgrup-
pierungen der Zellmembran zur Signalübertragung
(»*Rezeptorareale*«) für immunologische Faktoren,
für Neurotransmitter (z. B. Opioide), Hormone,
Lymphokine etc.

Saprophyten Lebensform von Pilzen und Bakterien,
die ihre organische Nahrung aus Fäulnisprozessen
gewinnen und zur Mineralisation beitragen.

Sensibilisierung Orale, perorale oder kutane Applika-
tion eines Antigens zur Produktion einer Immunantwort.

T-Lymphozyten Thymusgereifte Lymphozyten sind
Träger der zellvermittelten Immunität, entweder als
»T-Killer-Lymphozyt« zur Zerstörung körperfrem-
der Zellen, als »T-Helfer-Zelle« zur Antikörperbil-
dung oder als »T-Gedächtnis-Zelle« mit der Fähigkeit, nach primärem Kontakt zu spezifischem Antigen Information zu speichern und bei erneutem
Kontakt rasch zytotoxische Lymphozyten zu bilden.

Veganer Anhänger eines strikten Vegetarismus mit
Verzicht auf Milch, Butter, Käse, Eier und Honig.

Vitamine In der Nahrung integrierte, als lebensnot-
wendig erkannte Wirkstoffe für den Ablauf enzy-
matisch katalysierter Reaktionen in allen Zellen des
Organismus. Heute in der Regel als isolierte chemische Substanzen zu verarbeiteten Nahrungsmitteln
zugesetzt.

Zusatzstoffe Chemische Substanzen, die der Nahrung zu bestimmten Zwecken zugesetzt werden: zur Färbung (Farbstoffe), zur Konservierung (Konservierungsstoffe), zur Emulgierung (Emulgatoren) etc. Ihr Zusatz ist rechtlich geregelt und damit legalisiert.

Literatur

Adrian J, Legrand G, Frangine R (1988) Dictionary of food and nutrition. VCH, Weinheim

Aktion Jugendschutz (1987) Essen wir uns krank? Neuland-Verlagsgesellschaft mbH, Hamburg

Aubert C (1979) Das große Buch der biologisch gesunden Ernährung. Orac Pietsch, Wien

Bässler KH (1990) Zucker – Ernährungsmedizinische Bedeutung von Zucker – Eine Bestandsaufnahme. Z Ernährungswiss 29 [Suppl 1]

Bockemühl J, Zeitz M, Lux G, Ottenjann R (Hrsg) (1993) Ökosystem Darm IV, Neues aus Klinik und Wissenschaft. Springer, Berlin Heidelberg New York

DGE (Deutsche Gesellschaft für Ernährung) (1988) Ernährungsbericht 1988. Frankfurt/M.

DGE (Deutsche Gesellschaft für Ernährung) (1991) Empfehlungen für die Nährstoffzufuhr. Frankfurt/M.

DGE (Deutsche Gesellschaft für Ernährung) (1992) Ernährungsbericht 1992. Frankfurt/M.

DGE (Deutsche Gesellschaft für Ernährung) (1993) Vollwertig essen und trinken nach den 10 Regeln der DGE. Frankfurt/M.

Domschke W (Hrsg) (1984) Krankheiten des Oesophagus, Magens und Duodenums. Gower Medical Publisher Ltd, London

Elmadfa I, Leitzmann C (1990) Ernährung des Menschen, 2. Aufl. UTB Ulmer, Stuttgart

Finck H (1993) Freundliche Bakterien – die lebenden Pillen, 2. Aufl. Ehrenwirth, München

Fricker A (1984) Lebensmittel – mit allen Sinnen prüfen! Springer, Berlin Heidelberg New York

Furthmayr-Schuh A (1993) Postmoderne Ernährung. Thieme, Stuttgart

Glatzel H (1984) Nahrung und Ernährung. Springer, Berlin Heidelberg New York

Gniech G (1994) Essen und Psyche. Springer, Berlin Heidelberg New York

Görtz H-D (1988) Formen des Zusammenlebens. Wissenschaftliche Buchgesellschaft, Darmstadt

Heine H (1991) Lehrbuch der biologischen Medizin. Hippokrates, Stuttgart

Hoffmann-La Roche AG (1987) Roche-Lexikon Medizin, 2. Aufl. Urban und Schwarzenberg, München

Kasper H (1991) Ernährungsmedizin und Diätetik, 7. Aufl. Urban und Schwarzenberg, München

Kleinspehn T (1987) Warum sind wir so unersättlich? edition suhrkamp 1410. Suhrkamp, Frankfurt/M.

Knoke M, Bernhardt H (1985) Mikroökologie des Menschen. Akademie-Verlag, Berlin

Koerber G von, Männle W, Leitzmann C (1993) Vollwert-Ernährung, 7. Aufl. Haug, Heidelberg

Kühler W (1986) Ernährungsprobleme, Die Kapsel 38. R.P. Scherer GmbH, Eberbach/Baden

Kühnau J (1980) Grundlagen der Ernährung. In: Cremer HD et al. (Hrsg) Ernährungslehre und Diätetik, Bd 1. Thieme, Stuttgart

Kutsch T (Hrsg) (1993) Ernährungsforschung – interdisziplinär – Wissenschaftliche Buchgesellschaft, Darmstadt

Lange-Ernst ME (1990) Unser Immunsystem. Goldmann, München

Lutz W (1985) Leben ohne Brot. Selecta Verlag Dr. Ildar Idris, Planegg

Mader P, Ness B (Hrsg) (1987) Bewältigung gestörten Eßverhaltens. Neuland-Verlagsgesellschaft, Hamburg

Meier-Ploeger A, Vogtmann H (Hrsg) (1991) Lebensmittelqualität. C.F. Müller, Karlsruhe

Mohr-Lüllmann R (1995) Amaranth – Körner einer alten Kulturpflanze. Deutscher Landwirtschaftsverlag, Berlin

Mühleisen I (1988) Gute Argumente: Ernährung. Beck'sche Reihe 342. Beck, München

Neuloh O, Teuteberg HJ (1979) Ernährungsfehlverhalten im Wohlstand. Ferdinand Schöningh, Paderborn

Neumann R, Molnàr P, Arnold S (1983) Sensorische Lebensmitteluntersuchung. VEB Fachbuchverlag, Leipzig

Pearson L (1994) Psycho Diät. Heyne, München

Pollmer U, Fock A, Gouder U, Haug K (1994) Prost Mahlzeit! Krank durch gesunde Ernährung. Kiepenheuer und Witsch, Köln

Randolph TG, Moss RW (1984) Allergien: Folgen von Umweltbelastung und Ernährung. C.F. Müller, Karlsruhe

Rusch VC (1989) The concept of symbiosis: A survey of terminology used in description of associations of dissimilarly namend organisms. Microecol Ther 19:33–59

Schipperges H, Vescovi G, Gene B, Schlemmer J (1988) Die Regelkreise der Lebensführung. Deutscher Ärzte Verlag, Köln

Schreier K, Eckert I (Hrsg) Food faddism (Diätideologien). Ernährung und Umwelt - Eine Bestandsaufnahme. Thieme, Stuttgart

Speckmann E-J, Schulze H (1990) Der Versorgungsteil des Organismus. Wissenschaftliche Buchgesellschaft, Darmstadt

Stute R (Hrsg) (1989) Lebensmittelqualität: Wissenschaft und Technik. VCH, Weinheim

Wenger R, Brandstetter BM (Hrsg) (1989) Eiweiß in Nahrung und Ernährung des Menschen. Wissenschaftliche Verlagsgesellschaft, Stuttgart

Wolfram G, Schlierf G (1988) Ernährung und Gesundheit. Wissenschaftliche Verlagsgesellschaft, Stuttgart

Zankl H, Zieger G (1987) Gesundheitslehre. VCH, Weinheim

Bildquellennachweis

Abb. 2, 3, 18, 19, 21	Schmidt RF, Thews G (1993) Physiologie des Menschen. 25. Aufl. Springer-Verlag, Berlin Heidelberg New York
Abb. 7	Holtmeier H-J (1995) Gesunde Ernährung von Kindern und Jugendlichen unter Berücksichtigung des Cholesterinstoffwechsels. 3. vollst. überarb. Aufl. Springer-Verlag, Berlin Heidelberg New York
Abb. 11	CVK Biologie, Band 2A. Cornelsen Verlag, Berlin
Abb. 12	Bayrhuber H. Schaefer G (1978) Kybernetische Biologie, S II IPN Einheitenbank Curriculum Biologie, Aulis Verlag Deubner u. Co., Köln
Abb. 13	Sommer U (1994) Planktologie. Springer-Verlag, Berlin Heidelberg New York
Abb. 14	Henke W. Rothe H (1994) Paläoanthropologie. Springer-Verlag, Berlin Heidelberg New York
Abb. 17	Fricker A (1984) Lebensmittel – mit allen Sinnen prüfen. Springer Verlag, Berlin Heidelberg New York
Abb. 20	Dr. L. Ehrhardt, Sandoz AG in Acta Pharm. Techn. 1976, Deutscher Apotheker Verlag
Abb. 22	Knoke, Bernhardt (1985) Mikroökologie des Menschen. In: selecta. Akademie Verlag Berlin
Abb. 23	Chevita GmbH Pfaffenhofen

Abb. 24   nach Kalden aus: Werning C (1987) Medizin
                 für Apotheker. Wissenschaftliche Verlags-
                 gesellschaft, Stuttgart
Abb. 25   Chem. Rdsch Nr. 7 (1995) VCH Weinheim
Abb. 27   G. A. Martini in: Immunopathien, MEDICE
                 Hausdruck, 1979 Iserlohn
Abb. 28, 29   nach Voigtmann aus Bockemühl J et al.
                 (Hrsg.) (1993) Ökosystem Darm IV.
                 Springer-Verlag, Berlin Heidelberg
                 New York

Tabelle 7   Schulke et al. (1992) Gesundheit in
                 Bewegung. Meyer und Meyer, Aachen

Sachverzeichnis

A

Abwehr 128
– spezifische 128
– unspezifische 128, 129
– passive 128
Acetylcholin 103
Adenom 143
ADI-Wert 49
Adipositas 10, 30, 44, 192
Aflatoxine 142
AGÖL 167
Agrar-Produktion 57
Agrikultur 17
Akzeptanz 86
Alkohol 32, 45, 47
Allergene 134
Allergien 38, 48, 132, 133,
134
Amaranth 48, 186
Aminosäuren 112
Amylasen 98
Anämie 46
ANOG 165, 167
Anorexia nervosa 10
Antibiotika 17, 49, 118
Antigene 126
Antikörper 130, 131
Appetitsaft 94
Aromastoffe 195

Aromen 87, 89
Arteriosklerose 45
Astronautenkost 118
Aufbaumittel 194
Autotrophie 69, 72

B

Ballaststoffe 108, 109, 113,
123, 142, 143, 150
Bauchspeicheldrüse 104
Belegzellen 102
3, 4 Benzpyren 142
Bio-Kost 165, 166
Bioland 165
Biophagen 75
Biosen 77
Biotechnologie 23
Blutarmut 46
Bluthochdruck 45
Botulismus 121
Buchweizen 48
Bulimie 10
Bulivomie 10

C

CCK-PZ 105
CDD 65

Cholecystokinin-
  Pankreozymin   105
Cholesterin   41, 44, 123
Cholezystokinin   41
Chylomikronen   44
Convenience food   164

D

Darmbakterien   115
Darmflora   120, 123, 124
Darmkompost   124
Darmkrebs   141
Demeter   165, 167
denaturiert   177
Diabetes   42, 43
Diacylglycerol   143
Diät   179, 180
Dickdarm   112
Divertikulitis   42
Divertikulose   42
Drüsen   106
Duftstoffe   89
Düngung   15
Dünndarm   106
Dysbiose   115, 119

E

Eiweiße   112
Elektrolyte   106
Elektrolytgetränke   195
Empfehlungen   61
Endorphine   191
Enzyme   106, 175
Ernährungskonzepte   62, 65
Ernährungsphysiologie   53
Ernährungsverhalten   59
Ernährungswissenschaf-
  ten   56
Erschließbarkeit   172
Erschließen   189
Erschließung   84, 95, 99,
  101, 104

Erythrozyten   46
Eubiose   115, 172
Euryphage   80

F

Farbstoffe   87, 195
Fast Food   93
Feinschmeckerei   92
Fette   108
Fettsäuren   111
Fettsucht   10, 30, 44, 192
Formula-Diäten   161
Fremdkeime   125
Fremdstoffe   122
Frischkost   185
Fruktivore   76

G

GÄA   165
Galle   41
Gallenblase   104, 106
Gallensäuren   121, 123, 143
Gallensäuren sekundäre   144
Gastrin   103
Gedächtniszellen   130
Gelschicht   114
Gentechnologie   23
Gènuß   86
Geschmacksstoffe   89, 195
Geschmacksverstärker   87
Gicht   45
Gliadin   48
Glukagon   105
Glykosidasen   98
Grundbedürfnisse   3
Grundgeschmacksarten   90
Grüne Revolution   20

H

H-Milch   176
Hämoglobin   46
Haptene   49

Hauptzellen 102
Herbivore 76, 82
Herbizidresistenz 15
Heterotrophie 69, 72
Heuschnupfen 132
Histamin 103
Höchstmengen 160
Homöostase 69
Hormone 103, 105
Hunger 6
Hungergürtel 23
Hydrolyse 97
Hyperlipidämien 43
Hypertonie 45

I

Idealgewicht 28
Immunabwehr 173
Immunglobuline 131, 136, 175
Immunität 127
Immunkompetenz 172, 176
Immunsystem 51, 125
– humorales System 127
– zelluläres System 127
Instinktdiät 146
Insulin 105
Intoleranzen 47, 133

K

Karies 34, 40
Karnivore 76, 83
Karzinogene 50
Karzinome 139
Kauapparat 38
Kochsalz 45
Kohlenhydrate 111
Kokarzinogene 144
Kolostrum 175
Komplementsystem 129
Kompost 124
Konsum 57

Koprophagen 75
Kraftnahrung 194
Krebs 38
Krebsdiäten 145
Krebsvorsorge 145
Kropf 47
Kuhmilch 176
Kulturpflanzen 15
Kwashiorkor 41

L

Lactoferrin 100
Lebensmittelchemie 53, 155
Lebensmittelmikro-
   biologie 53
Lebensmittelqualität 176
Lebensmitteltechnologie 53, 155
Lebensmitteltoxikologie 53
Lebensmittelverarbeitung 57
Lebensstil 140
Lipoproteine 43
Lust 174
Lymphknoten 127
Lymphozyten 130, 135
Lyse 129
Lysozym 100, 121

M

Magen-Darm-Trakt 84
Magenkrebs 141
Makrobiotik 147
Makrophagen 129, 175
Mangelkrankheiten 38
Maori 84
Markenartikel 155
Metaboliten 50
Metastasen 140
Mikrowelle 187
Milz 127
Mineralstoffe 14, 39
Monokultur 17

Motorik   95
Mucinschicht   120
Mucus   114
Mukosa   114, 137
Mundflora   100, 117
Muttermilch   35, 117, 175

N
Nährstoffe   8, 60, 108, 122,
   156, 172, 173, 176
Nahrungsaufnahme   73
Nahrungsmittelver-
   marktung   57
Nahrungsnetz   80
Nahrungspyramide   78
Nahrungswahl   75
NASA   65, 156
Naturland   165, 167
Nebenzellen   102
Nekrophage   82
Nitrit   142
Normalgewicht   28
Novel Food   24
Nutrifikation   20

O
Ökotrophologen   62
oligophag   80
omnivor   80, 82
Opsonisierung   129

P
Pankreas   40, 104
Pankreatitis   40
pantophage   80
Paradontose   40
PAWLOW   93
Pestizide   49
Peyer'sches Plaque   135, 136
Phosphorylasen   98
Phytophagen   75
Proteinkonzentrate   194

Proteolyse   98
Pseudozerealien   48
Pylorus   94

Q
Quinoa   48, 186

R
Radikale   50
Rektum   113
Resorption   111
Rhinitis   132
Risikofaktoren   46
Rohkost   146

S
Saprophagen   75
Sarkome   139
Schilddrüse   47
Schleimhaut   94, 106, 114, 120
Schleimstoffe   106
Schluckakt   101
Schutzkost   147
Sekretin   106
Sekretion   94, 95
Semaine du goût   93
Sensorik   88
sensorische Qualität   89
Sinne   86, 88, 172
Slimkuren   66
Solschicht   114
Somatostatin   105
Sondennahrung   156
Speichel   99, 100
Speiseröhre   141
Spurenelemente   122
Stenophage   80
Stillzeit   174
Stoffwechsel   38
Streß   196
Struma   47
Sustainable Agriculture   25

T

Thymus   127
Trophie-Ebenen   79, 80
Trophobiosen   77
TUTÜ-food   168

U

Übergewicht   51
Unverträglichkeit   47, 133

V

Veganer   83, 122
Vegetarier   82
Verdauung   86
Versorgen   189
Villi   112
Vitamine   112
Vollwerternährung   62

W

Wohlbefinden   86
Wohlfühlgewicht   31
Wunschkost   149

Z

Zahnfäule   34
Zahnstein   39
zephale Phase   103
– gastrale   103
– intestinale   103
Zöliakie   48
Zoophagen   75
Zucker   33, 40
Zusatzstoffe   159

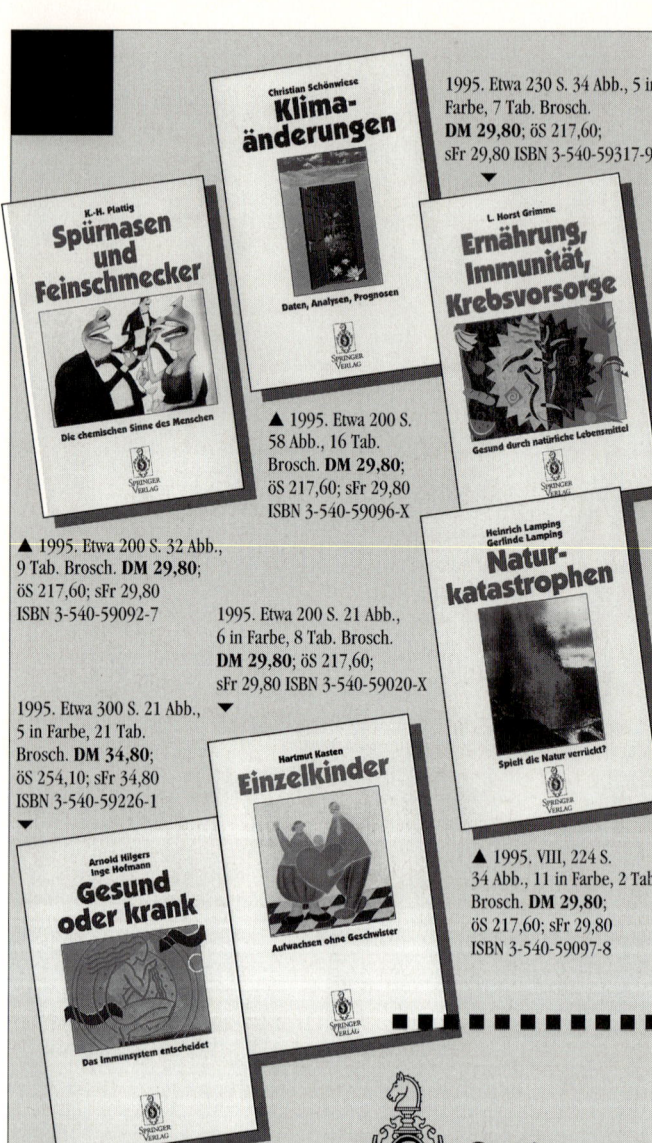

Christian Schönwiese
Klima-änderungen
Daten, Analysen, Prognosen

1995. Etwa 230 S. 34 Abb., 5 in Farbe, 7 Tab. Brosch. **DM 29,80**; öS 217,60; sFr 29,80 ISBN 3-540-59317-9 ▼

K.-H. Plattig
Spürnasen und Feinschmecker
Die chemischen Sinne des Menschen

L. Horst Grimme
Ernährung, Immunität, Krebsvorsorge
Gesund durch natürliche Lebensmittel

▲ 1995. Etwa 200 S. 58 Abb., 16 Tab. Brosch. **DM 29,80**; öS 217,60; sFr 29,80 ISBN 3-540-59096-X

▲ 1995. Etwa 200 S. 32 Abb., 9 Tab. Brosch. **DM 29,80**; öS 217,60; sFr 29,80 ISBN 3-540-59092-7

1995. Etwa 200 S. 21 Abb., 6 in Farbe, 8 Tab. Brosch. **DM 29,80**; öS 217,60; sFr 29,80 ISBN 3-540-59020-X ▼

Heinrich Lamping Gerlinde Lamping
Natur-katastrophen
Spielt die Natur verrückt?

1995. Etwa 300 S. 21 Abb., 5 in Farbe, 21 Tab. Brosch. **DM 34,80**; öS 254,10; sFr 34,80 ISBN 3-540-59226-1 ▼

Hartmut Kasten
Einzelkinder
Aufwachsen ohne Geschwister

Arnold Hilgers Inge Hofmann
Gesund oder krank
Das Immunsystem entscheidet

▲ 1995. VIII, 224 S. 34 Abb., 11 in Farbe, 2 Tab. Brosch. **DM 29,80**; öS 217,60; sFr 29,80 ISBN 3-540-59097-8

Springer

Preisänderungen vorbehalten.

tm.BA95.06.09

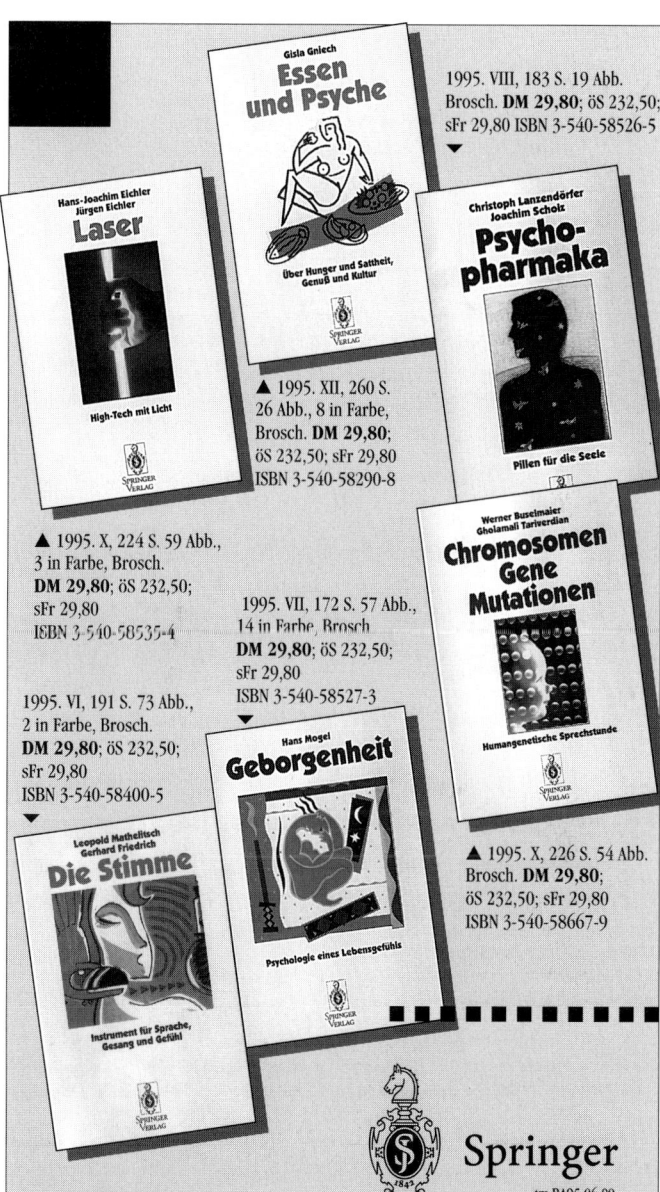

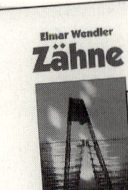
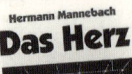
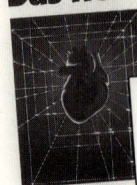

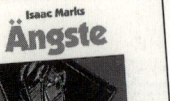
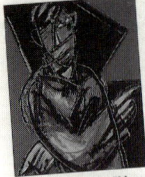

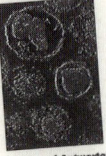
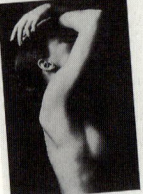

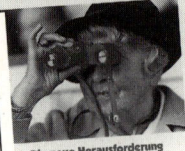
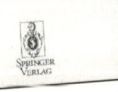
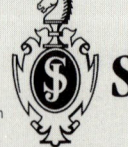

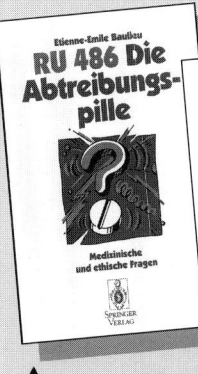

Etienne-Emile Baulieu
RU 486 Die Abtreibungs- pille
Medizinische und ethische Fragen

1994. XVIII, 344 S. 98 Abb., 3 in Farbe Brosch. **DM 29,80**; öS 232,50; sFr 29,80 ISBN 3-540-57897-8

▼

David Goodsell
Labor Zelle
Molekulare Prozesse des Lebens

▲

1994. VI, 159 S. 24 Abb. Brosch. DM 29,80; öS 232,50; sFr 29,80 ISBN 3-540-57902-8

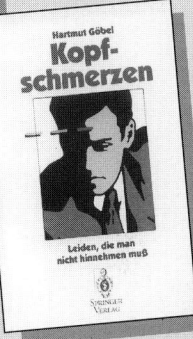

Hartmut Göbel
Kopf- schmerzen
Leiden, die man nicht hinnehmen muß

▲

1994. XIII, 199 S. 77 Abb., 16 in Farbe Geb. **DM 39,80**; öS 310,50; sFr 39,80 ISBN 3-540-57101-9

1994. XI, 247 S. 48 Abb., 24 in Farbe Brosch. **DM 34,80**; öS 271,50; sFr 34,80 ISBN 3-540-57898-6

▼

Manfred Wolfersdorf
Depression
Verstehen und bewältigen

◄

1994. IX, 181 S. 22 Abb., 13 in Farbe Brosch. **DM 29,80**; öS 232,50; sFr 29,80 ISBN 3-540-57900-1

Günther Stille
Krankheit und Arznei
Die Geschichte der Medikamente

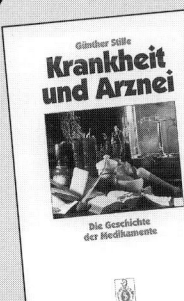

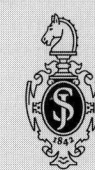

Springer

Tm.BA94.11.8